近视怎么办

眼科医生来支招

何彦 编著

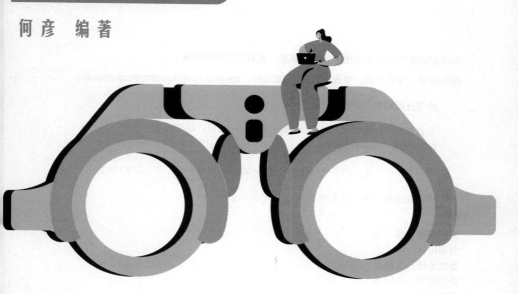

清华大学出版社

北京

图书在版编目(CIP)数据

近视怎么办：眼科医生来支招 / 何彦编著 . —北京：清华大学出版社，2021.3
ISBN 978-7-302-57545-0

Ⅰ.①近… Ⅱ.①何… Ⅲ.①近视—防治—基本知识 Ⅳ.① R778.1

中国版本图书馆 CIP 数据核字 (2021) 第 022779 号

责任编辑：吴　雷
封面设计：钟　达
版式设计：方加青
责任校对：王荣静
责任印制：沈　露

出版发行：清华大学出版社
　　　　　　网　　址：http://www.tup.com.cn，http://www.wqbook.com
　　　　　　地　　址：北京清华大学学研大厦 A 座　　　　邮　　编：100084
　　　　　　社 总 机：010-62770175　　　　　　　　　　邮　　购：010-62786544
　　　　　　投稿与读者服务：010-62776969，c-service@tup.tsinghua.edu.cn
　　　　　　质 量 反 馈：010-62772015，zhiliang@tup.tsinghua.edu.cn
印 装 者：三河市龙大印装有限公司
经　　销：全国新华书店
开　　本：148mm×210mm　　　　**印　　张：**7.75　　**字　　数：**253 千字
版　　次：2021 年 3 月第 1 版　　　**印　　次：**2021 年 3 月第 1 次印刷
定　　价：59.00 元

产品编号：083533-01

如果近视也算一种疾病的话，那么全球人口中至少有 1/6 的人群都是该病的患者。

我国现有的近视总人数超过 6 亿，据 2018 年全国统计结果显示，全国儿童青少年总体近视率为 53.6%。青少年超高近视比例甚至导致军事、航空航天及消防安全等领域出现巨大的劳动力缺口。

那么近视到底算不算一种疾病呢？

严格来说，近视是一种视物的状态，而不是一种疾病。因为光线折射问题，我们眼睛的视网膜无法清晰地看清远处的事物，就像照相机没有调好焦距而拍出模糊的照片一样，但在看近物时却清楚无碍。如果你喜欢这种"朦胧之美"，近视的状态就像给眼前的世界打上了一层柔和的"马赛克"。

近视的外在表现是看不清楚远处的东西，而绝大部分近视的内在成因是眼球变得太长，眼球越长，近视度数越高，出现视网膜脱离、玻璃体浑浊、白内障等疾病的危险性会大大增高。近视本身并不会致盲，但与近视相关的并发症是可能致盲的，并且近视后无论是戴框架眼镜还是隐形眼镜，甚至是通过近视矫正手术，也无法改变眼球变长的状态，更不会降低并发症致盲的风险。医学上通常把 600 度以上的近视划入"高度近视"的范畴，我国就是一个典型的高度近视高发的国家。高度近视常导致永久性视力损伤，甚至失明。据调查，高度近视是目前我国继白内障之后的第二大致盲原因。

全球约有 1.63 亿人患有"高度近视"，占总人口的 2.7%，预计到 2050 年，1/10 的世界人口都将罹患"高度近视"。我国的情况更不乐观，青少年的"高度近视"患病率为 6.69% ~ 38.4%，并且高度近视呈现出非常明显的年轻化趋势。

近视的发展和学习强度、用眼时间密切相关，所以我们通常会看到"学霸"都戴着厚厚的镜片。红学家周汝昌先生晚年有一张照片，90 岁高龄的他戴着厚酒瓶底式的镜片，拿着放大镜，鼻尖凑着稿纸，令笔者敬佩的同时也油然而生一种责任感——科学应对近视问题已刻不容缓，更多与近视相关的知识应该被广泛普及。

大家首先要树立一个观念——近视，尤其是高度近视，是可防可控的。近视到底应该怎么防、怎么控呢？哪些防控方法最为有效？防控近视从什么时候开始最科学？已经出现了相关并发症又该怎么办？近视后是应该选择框架眼镜还是隐形眼镜？手术可以根治近视吗？这些问题在本书中，您都能找到答案。

为加深读者对近视的理解，帮助读者解决生活中的实际问题，本书通过大量的实践案例及门诊病例，力图解决生活中近视者会遇到的各种烦恼，通过对各种病例的详细解读，让读者获得在眼科门诊无法详细了解的眼科科普知识。

本书的大部分内容是笔者在旅日访学期间所撰写，京都宁静明媚的春光和庄严肃穆的古寺神社为本书奠定了明快又严谨的基调——书中所选案例贴近生活，如与朋友谈心般轻松自在，但涉及相关理论时又十分严谨，字斟句酌。感谢中南大学湘雅二医院眼科李筠萍教授及魏欣教授的逐字审阅，并且无私提供了宝贵的临床经验；感谢笔者婆婆曾亚丽女士作为第一位读者认真审读全文，为增加全书的可读性提出宝贵建议；感谢研究生封佳宁、陈力瑞同学的认真校对；感谢笔者的父母、爱人和儿子，你们的付出与默契配合让我得以在有限的时间里兼顾事业与爱好。

本书在编写过程中参阅了大量国内外眼科学及近视相关的文献资料，在此谨对这些值得尊敬的专家、学者和老师表示深深的感谢。近视的研究日新月异，由于编者水平有限，书中不妥之处在所难免，恳请同行专家、学者及读者批评指正。

何 彦

2020 年 11 月 30 日

目 录
Contents

第一篇 扫盲篇——你真的认识近视吗?

【开篇导言】 为什么越来越多眼镜宝宝?

全球约有1.63亿人患有"高度近视",占总人口的2.7%;预计到2050年,1/10的世界人口都将罹患"高度近视"。我国现有的近视总人数超过6亿,据2018年全国统计结果显示,全国儿童青少年总体近视率为53.6%。

第二篇　治疗篇——近视了应该怎么办？

【开篇导言】　近视可以彻底治好吗？

大部分的近视成因是眼球变得太长，眼球越长，近视度数越高，近视后无论是戴框架眼镜还是隐形眼镜，甚至是通过近视矫正手术，也无法改变眼球变长的状态，更不会降低并发症致盲的风险。

第四章　儿童如何科学控制近视发展？······95

第三篇　技术篇——该不该做近视手术？

【开篇导言】　近视手术的纠结
近视眼手术已经帮助无数人顺利摘掉眼镜，但是手术方式还存在缺陷，它并不是治愈了近视，而只是让近视者更方便地享有清晰视力，做不做手术取决于个人的意愿、眼部条件，应理性看待近视眼手术。

第一篇

扫盲篇

——你真的认识近视吗？

【开篇导言】　为什么越来越多眼镜宝宝？

不知道大家有没有发现，我们的孩子们越来越早地戴上了眼镜。

我国在 1980 年进行了视力普查，当时的小学生视力不良比例为 14%，中学生的为 23%。30 年过去了，2010 年国家教育部公布小学生视力不良比例为 40.9%，初中生的为 67.3%，高中生的甚至达 79.2%。2018 年，国家卫生健康委员会开展的全国儿童青少年近视调查工作会抽查了全国近 5 000 所幼儿园及中小学，囊括了一百余万不同年龄段的幼儿及青少年，结果更加不容乐观：2018 年全国儿童青少年总体近视率为 53.6%。其中，6 岁儿童的近视率为 14.5%，小学生的近视率为 36.0%，初中生的近视率为 71.6%，高中生的近视率为 81.0%。

看上去小学生的近视率似乎比 2010 年有所降低，但我们再来看看下列这组数据：小学阶段一年级的近视率是 15.7%，而到六年级却猛增为 59.0%；初中阶段从初一年级 64.9% 的近视率增长到初三年级的 77.0%。这说明现在超过半数的孩子在小学就会变成"小眼镜"，剩下的孩子里有一大半在中学也无法逃脱近视的命运。

到底是哪里出现了问题？

近视的原因一直是全世界眼视光医生及科学家想要突破的难题。近视不单单是一种结果，它很多时候表现为一种持续的状态。数以万计的科学家和眼科医生在世界各地研究近视及其发病机制，得出的最大共识是——近视太复杂了，其成因、影响因素、发病率在不同区域和人群中变异太大。各种实验室的理论和假说都没有办法完全解释它的多样性。如近视的发病率，欧洲人和北美人群中的25%患有中轻度近视，非洲人群中的占比是5%，而东亚人群中的占比为80%。又如近视的进展速率，中国不同地区、不同学者的报道也差异很大，多个针对5～11岁儿童的近视进展研究结果显示，每年近视进展从18～71度不等，其中较发达地区该年龄段儿童的年平均近视进展度数在60～70度左右。

如果把各国对于近视的研究视为一场比赛，在实验室的近视动物模型及机制理论研究方面，我国目前落后于欧美国家，但我们也有一个明显的"优势"，即近视患病率很高、患病人群很多，恰巧对近视的临床研究积累了丰富的素材。几十年来我们筛查了大量的人群，收集并分析近视者及其家庭状况、生活环境、生活习惯等相关数据，这对人类理解"近视"起到了巨大的推动作用。

让我们站在全球科学家和眼科医生的肩膀上，一起来认识"近视"吧。

第一章　认识近视

【眼科急诊室】　视力忽高忽低是怎么了？

张女士带着 8 岁的儿子来到了眼科门诊室，说自己的儿子学校检查时发现视力下降厉害，去年还能看到 1.0，今年只能看到 0.4 了。到医院检查儿子的视力后，检测结果让张女士更加困惑了：为什么儿子前两天在学校查的是 0.4 的视力，怎么到医院又变成了 0.7 了？

孩子的视力为何忽高忽低？哪一次的测量是准确的？张女士的儿子是假性近视吗？在本章中您将找到答案。

第一节 近视和屈光不正的区别是什么？你真的近视吗？

一、近视、远视及散光的简单原理

我们的眼睛很像一部自动照相机，它的精度特别高，是现在已有的任何相机都无法企及的。一个"视力好"的人，光线穿过他的角膜、晶状体这些引起光线折射的"镜头"后，最终能准确地到达底片——"视网膜"，并在视网膜上显示清晰的图像。也就是说，除了眼球的各个部分都功能完好外，当他的眼睛"镜头"的屈光能力和视网膜"胶片"的成像位置都是完美匹配时，我们才称之为"正视"。

而"近视"患者，因为种种原因，光线穿过了同样的镜头却在视网膜前面聚焦，所以在视网膜上只有一个不太清晰的图像，导致视物不清。因此，近视患者的眼镜相当于一个凹透镜，让焦点向后移到视网膜上，借此便可获得清晰的视力。图 1-1 是正常人、近视者以及近视者戴眼镜后的成像示意图，只有当光线聚焦在视网膜上才能看得清楚。

根据同样的道理可知，因各种原因光线聚焦在视网膜后，视网膜上的像仍然不清晰的状态即"远视"。远视患者的眼镜是一个凸透镜，帮助将远视患者的焦点前移，聚焦于视网膜上，从而形成清晰的像。

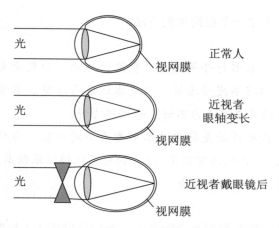

图 1-1 正常人、近视者以及近视者戴眼镜后的成像示意图

　　而我们常常听到的"散光"则是光线进入眼睛后分散，无法聚焦在同一个焦点，可能分别聚焦于视网膜前、视网膜后或视网膜上。有一些散光是规则性散光，可以通过镜片加以矫正。这种镜片是柱镜，可以和凹镜或者凸镜叠加使用，这也是我们配镜时如果要加上散光度数，需要花额外的时间来加工镜片的原因。

　　近视、远视、散光等情况，在医学上统称为"屈光不正"。简而言之，"屈光不正"是指我们的眼睛并没有任何结构上的问题，所有功能部件都是正常的，只是看东西时超出了自动调节的焦距范围，从而导致成像不清，配上眼镜就能解决屈光不正的问题。因此，我们也不会认为近视、远视或者散光人群是"病人"，屈光不正只是一种视觉状态。

二、如何简单判断自己是否近视？有无散光？

　　了解了近视的基本原理后，我们又想到了一个问题：同样是看不清楚，如何判断看不清是由近视、远视还是散光引起的呢？

此处教大家一个很简单的方法：

请拿出一本书打开并放在半臂远的地方，如果你看不清楚内容的话，可以将书慢慢凑近，只要凑近能看清楚，不管多近，都是近视。近视是看远视力不好，看近视力好。

如果不论凑近还是拉远这本书都看不清内容，远视力不佳，近视力更差，那么就很可能是远视，但也不能排除眼睛本身有疾病，此时需要到医院进一步筛查。

如何简单判断我们有无散光呢？我们借助图1-2与图1-3来简单判断一下。没有散光或者仅有很小度数散光时，图1-2中每一根虚线的粗细浓淡是基本均匀的。如果看到图1-3般有些线条颜色很深，有些线条却模糊或颜色特别浅，那么则提示可能有一定度数的散光。

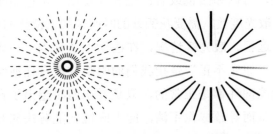

图1-2 无散光示意图　　图1-3 有散光示意图

近视和远视不会共存，有你没我，但两者都可以分别跟散光一起存在。当然，以上方法只是帮大家简单进行判断，视力欠佳时，尤其是儿童发现视力下降时，一定要及时到医院寻求专业医生的帮助，以免延误治疗时机。

三、医生是如何帮我们确定具体的度数呢？

一般分为以下三步：

（一）测视力

相信大家对视力表非常熟悉，我们最常见的就是图1-4这种"E"字视力表，不同的大小对应的视力数值有时会令人困惑：为什么视力表都是看到同一排，但他的视力是 1.0 而我的视力是 5.0 呢？0.1 和 4.0 哪个视力更好呢？

这种差异和困惑是因为不同的国家选用了不同的视力表达方式造成的，图1-4 是我国目前选用的远视力表。

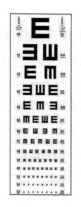

图 1-4　远视力表

我们列举以下最常见的几种视力表达方式：

（1）**小数视力：视标旁边的数字从上至下为 0.1 ~ 2.0。** 看清第 1 排最大视标表示视力 0.1，以 0.1 递增，看到 1.0 即认定为正常视力，有更小的视标对应 1.2 或者 1.5，当然则提示拥有更好的视力。小数视力表是我国现在最常见的一种视力表，本书之后的视力表达方式都将以小数视力为准。

（2）**对数视力**：视标旁边的数字从上至下为 4.0 ~ 5.3。最大的视标表示视力是 4.0，按 lg 对数变化，看到 5.0 则为正常。对数视力表的 5.0 等同于小数视力表的 1.0。

（3）**分数视力**：视标旁边的数字从上至下为 20/200 ~ 30/20。分数视力表与小数视力表互为转化关系。如 20/20 相当于小数视力 1.0，20/200 则以此类推相当于小数视力 0.1。这种视力表示方法在欧美国家比较多见。

当然，除了以上这种挂在墙上的远视力表，眼科医生的"武器"还有"近视力表"，一张巴掌大的卡片，上面印着"E"字视力表，如果看远视力表视力差，而看近视力表都没问题时，那更加验证是近视了。

扫描此码

查看近视力表

测视力时有以下几个小误区需要提醒：

（1）测视力只是对眼睛状态的一种基本评估手段，数值多少主要是给医生一个参考值，而不能直接对应近视或者远视的准确度数，更不可能仅仅通过测视力就看出有没有散光，所以拿着视力结果问医生自己的视力多少度，这是眼科医生被问得最多也确实无法回答的问题。因为很可能看到 0.6 和 0.4 的两位近视者，经过验光等步骤测出来却是同样的近视度数。

（2）测量时应站在离视力表 5 米处，测量的距离、视力表的明暗强度、眼睛的疲劳和使用时间等因素，都会影响测出的视力数值。所以也有可能同一个人上午测出来的视力为 0.8，下午测出来的视力却只有 0.6。目前，国家对于标准视力表的亮度有明确的标准和要求，目的就是尽量减少这种误差。

（3）当测试者与视力表的距离不到 5 米时，使用小数视力表测出的数值乘以距离的系数即可，比如在 3 米的距离才能看到 0.1 这个最大的视标，其视力为 0.1÷5×3=0.06，对数视力表则不能这样直接转换。

（4）早日教会孩子使用 E 字视力表。孩子容易记住卡通视力表中的图案，测量时看不清也能连蒙带猜，所以在测量时容易出现大的误差。

（5）测量视力时要遮住一只眼，来测量另一只未遮盖眼的视力，尤其是给孩子测量时，一定要注意确保遮好一只眼。偷看是孩子的天性，当孩子单眼视力不佳时更可能以偷看来提高自己的视力，这样易延误发现已存在的视力问题。

（二）验光

确定眼睛屈光不正度数的这个过程叫验光，也就是说，通过验光可以明确获知眼睛的状态是近视还是远视、有没有散光等问题，而且可以具体了解到非正常状态下相应的视力度数。

视力数值和验光的度数没有直接的转化关系，同样是视力为 0.3 的两个人，一人验光是 150 度，另一人为 400 度的这种大差距是完全可能存在的。

现在医院常见的验光一般分为两步。第一步为机器验光，通常是坐在机器前，眼前会出现热气球的图案，机器会自动调节图案清晰度并给出验光结果。因为机器有误差，加之每台机器误差不一，所以机器验光结果仅作为参考，有时甚至会出现几百度的误差（原因见本章第三节"假性近视是什么"），所测度数是不能用来配眼镜的。第二步的人工验光尤为重要，不可或缺。一般由验光师参考受试者机器验光结果加上镜片并调整以达到双眼平衡的状态，人工验光结果记录为"验光处方单"，比机器验光要客观准确。

（三）确认最佳矫正视力

通过上面的步骤，验光师会记录拟验配者的度数作为参考，然后给予如图 1-5 所示的适配镜，可以按照验光结果插入近视、远视及散光镜片，模拟眼镜佩戴效果，调整度数以达到最佳的视力效果。

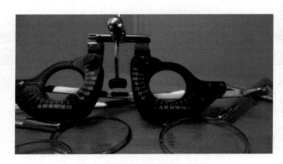

图 1-5　验光时所戴的适配镜

"矫正视力"即佩戴镜片之后达到的视力，与之相对的是"裸眼视力"，即未戴眼镜所达到的视力。"最佳矫正视力"就是验光师给我们加上合适的镜片后能达到的最好视力。

"裸眼视力"跟"矫正视力"都仅供参考，最佳矫正视力才说明我们的视功能情况，医生对其十分重视。当成年人最佳矫正视力达到 1.0 以上，便可以认定视功能是正常的（除非青光眼等少数特殊情况）。如果最佳矫正视力无法达到 1.0，说明眼睛还有其他的问题，要继续排查原因。

四、拿到验光处方单，应该如何解读呢？

如下例所示：

OD（R）：$-6.0D/-0.5D\times90°=1.0$

OS（L）：$+3.5D/+1.5D\times120°=0.8$

"OD 或者 R"表示右眼

"OS 或者 L"表示左眼

"-"代表近视,"+"代表远视

"D"为屈光度,1D相当于100度。

"/"前面为近视或远视度数,术语称"球镜"。

"/"后面为散光度数,术语称"柱镜",与"+"或"-"组合分别称为远视散光或近视散光。散光有轴位,上面举例中的"90°"和"120°"就是轴位。

上述验光处方单的完整解读是:右眼,在加上600度的近视镜片和50度轴位90的近视散光后,视力可达到1.0。左眼,在加上350度的远视镜片和150度轴位120的远视散光后,视力仅达到0.8。

总结一下,科学判断是否有屈光不正,包括近视、远视和散光,需要按顺序完成三步,即测视力、验光、确认最佳矫正视力是否达到1.0。这三步下来既可以了解眼睛的真实状态,也可以了解近视的具体度数,更重要的是可基本判断眼睛有没有其他组织发育或者功能上的问题。

 第二节 近视都有哪些分类?

既然近视的成因是光线聚焦在视网膜前而导致的视物不清,那么我们可就此概念介绍两种最常见的近视类型。

一、屈光性近视

眼球的"镜头"——角膜或者晶状体屈光能力太强,将光线过度折射,聚焦于视网膜前,这种情况我们称之为"屈光性近视"。

激光近视眼手术的发明灵感就是来自此原理，既然是镜头的屈光能力太强，那么就用激光切削来改变镜头的屈光能力，经过计算机计算和模拟，使用准分子或者飞秒激光高精度地切削一部分角膜组织，降低角膜这个 4 000 多度的定焦镜头屈光度，使光线正好聚焦在视网膜上以达到矫正近视的目的。

另一种近视眼矫正手术——人工晶状体植入手术，则是在眼内再放入一个有折光效果带度数的镜片——人工晶状体，相当于把近视眼镜从眼睛前面搬到了眼睛里面，使光线通过这个额外的镜头后恰好投射在视网膜上，这样也可以帮助近视者形成清晰的像。

在成年以前，随着眼球的发育，近视的度数也会一直发生改变。成年以后，眼球的发育停滞，近视度数也会随之稳定下来，几乎不会怎么变化。

二、轴性近视

眼球的屈光能力基本正常，但视网膜的位置太靠后，所以光线经折射后够不着视网膜，也会在视网膜上形成模糊的虚像。因为视网膜是紧贴在眼球内壁的，固定且无法活动，所以视网膜位置靠后的原因是因为眼球的前后直径也就是"眼轴"太长，这种情况的近视我们称为"轴性近视"，简而言之就是眼轴太长引起的近视。

此类近视占了我国近视的绝大部分。为什么眼球会变得太长呢？人的眼球会随着身体一起长大，身高发育有标准，眼球的发育同样有标准值：眼轴长度由出生时 16mm 左右缓慢增长，正常状态下到 20 岁左右长至 22 ～ 24mm 后会停止增长。如果成年后眼轴没有停止增长，每年还以一定的幅度变长，那么很可能眼睛就会随之发展成"病理性近视"，常常动辄是 1 000 度的近视，有甚者近视度数可达到 3 000 度并引发其他诸多眼底视网膜问题，很容易致盲，它是近视中最可怕又束手无策的一种。

因此，许多专家也推荐，带孩子检查身体发育情况时应该重点关注他们眼球的生长发育情况，过快和过慢都是不正常的，需要人为进行干预。具体干预措施我们将在本篇第三章第一节"孩子如何科学预防近视"中详细讲解。

第三节　假性近视是什么？会发展为真性近视吗？

一、何为假性近视？何为真性近视？

"假性近视"很有趣，所有的眼科教材中都没有这个概念，但它却是患者和医生之间一个互相理解的"民间暗语"，几乎所有带孩子来看近视的家长都会问一个问题：我的孩子是不是假性近视？

对于家长来说，其实最想了解的就是：我孩子这样的近视度数还会消退吗？是暂时的，还是永久的？

答案是"可能会消退，也可能不会消退，可能部分消退，还可能完全消退"。

为什么会有如此模棱两可的结果呢？

所谓的假性近视，其实就是不同时期到医院检查，医生给出的不同的度数，有时候度数稍大，有时候度数稍小。那么到底哪部分度数是真？哪部分度数是假呢？许多家长会问：第一次检查就测出这么高的度数，那么测出来的度数就一定能完全代表现有的状态吗？这样的度数还能降下去吗？

我们前面说了，医生可根据三个步骤（测视力、验光、确认最佳矫正度数）来了解患者的近视、远视、散光等屈光不正的情况。那么正规的三步骤操作完成后为什么还会有误差，发现所谓的"假性近视"呢？

这里我们先要介绍眼睛的"光圈"结构——虹膜睫状体和"可变镜头"晶状体。眼内睫状体肌肉的运动，不仅可以改变"光圈"——虹膜的大小，而且可以通过自主控制肌肉牵拉改变晶状体的形状从而使其折光效率发生改变。儿童时期，眼内睫状肌的调节能力非常强，随着年龄的增长其调节能力逐渐下降。同时，晶状体核也变得越来越硬，越来越难以被拉动而形变，这样我们的眼内肌肉调节能力随着年龄的增长会逐步下降。

调节能力具体是怎么表现的呢？我们举一个生活中的例子，刷手机的时候突然听到了领导的声音，我们会猛然抬头，此时视线由手上的手机马上转移到远处门口的影子，并要努力看清以确定这个影子是否是领导。在这个过程中，我们的眼睛就经历了一次快速的调节，焦距从近及远，本来是看不太清的，自己一使劲，眼内肌肉运动，牵拉晶状体周边的悬韧带导致晶状体变形，变焦镜头变焦，于是又看清了。这个过程是我们将主观愿望传到大脑，由大脑自动发出调节命令各方协调一起完成的。青少年时期这个调节过程完成得非常快，远近转换都感受不到时间差，但是随着年龄增长时间会慢慢增加，甚至有时候无论花多长时间也不能完成这样的转化，这就是调节能力下降的表现。睫状肌的调节能力因人而异，但很遗憾，迄今为止我们还没有找到什么方法可以像锻炼其他部位的肌肉一样来集中锻炼眼内睫状肌。

因此，当我们检测视力和验光时，会因为睫状肌自我调节，也就是眼睛这个照相机不停地自动对焦而导致度数测不准。这也是我们不支持验光时只使用机器验光仪的原因。检查时眼睛的不同状态，甚至可以让最后的检查结果产生几百度的差距。

　　如何才能关闭眼睛的这种自动对焦功能，准确地测量出最真实的度数呢？这时就要使用大家常常听到的"散瞳"技术。

二、为什么需要散瞳？散瞳对人有害吗？

　　散瞳就是指使用一类药物点眼后，药物会特定性地作用于起调节作用的眼内肌肉（睫状肌），使肌肉暂时麻痹，完全使不上力气，让晶状体这一变焦镜头暂时变为定焦镜头，相当于关闭自动对焦功能，即便大脑发出自动对焦的指令，眼睛也由于肌肉麻痹而无法执行。这样在散瞳后验出来的度数才是我们眼睛完全真实的度数。因为睫状肌麻痹，导致药物起效时间内瞳孔都是散大的，所以称之为"散瞳"。

　　未散瞳时大脑会自动根据周边光线强弱来控制瞳孔大小，光线强则瞳孔缩小，光线弱则瞳孔扩大，以便让进到眼内的光线维持在一个比较正常稳定的范围。而散瞳后，大脑对瞳孔的调节能力失效，下游睫状肌无反应，所以最大的表现是怕光，外部光越强，相应的通过大的瞳孔进入眼睛内的光线越多，此时就会出现畏光、眯眼等表现，因为只有靠眯眼才能用眼皮遮挡一部分光线。

　　另外，散瞳后晶状体无法调节，相当于老花的状态，最直观的表现就是，手机可能要放在一臂之遥，很努力才能看清楚，甚至有些小字不管放在哪儿也看不清。如果想年轻时就提前体验年老时生活的不便，不妨把散瞳作为一个体验方案。

　　散瞳对绝大多数人都是无害的，其效果都是可逆的，也就是点上药，眼内睫状肌肉麻痹罢工，瞳孔散大，当药效消失后，肌肉运动如常，瞳孔活动自如。所以千万不要畏惧散瞳，只要医生建议，请不要犹豫。

三、散瞳是点的什么药？能持续多久？

因为种种不舒适，让很多人对散瞳非常抵触。但是散瞳如此重要，不得不用的时候，药效会持续多久呢？

我们可以将已知常用的散瞳眼药分为短效、中效和长效三类：

（1）**短效**：托吡卡胺。点药后 20 ～ 30 分钟散瞳及麻痹肌肉作用达到最高峰。约 2 ～ 6 小时药效完全消失，瞳孔回复自由状态。

（2）**中效**：环喷托酯。点药后 30 ～ 60 分钟散瞳及麻痹肌肉作用达到最高峰。约 6 ～ 24 小时药效完全消失，瞳孔回复自由状态。

（3）**长效**：阿托品。散瞳效果最佳，持续时间最久，但是使用方法不同，需要每日 2 ～ 3 次，连续使用 3 ～ 5 天后才能到医院验光。使用时有时会出现面部潮红、口干等副作用，停药后 7 ～ 12 天瞳孔回复，副作用也会随之消失。阿托品这个药物是"魔鬼与天使"的结合，让人又爱又恨：它功能强，但是起效很慢，需要专门花很多时间来好好与之相处；它是管制药物，曾经甚至是"红处方"，10 毫克剂量就可以让儿童致死，婴儿过度使用导致猝死的案例也偶有发生，但近十年来它又是近视防控领域中的焦点，是现在已知可以控制近视发展的唯一一种"明星药物"，每年全球投入亿万元研究经费来了解它防控近视的机制，以及研究如何更好驾驭这一匹药物界的"野马"。关于阿托品控制近视的故事，我们在第三章会详细讲到。用于扩瞳的阿托品要至少连续使用 3 天，所以医生会开具处方让我们购买后回家使用，如果观察到孩子有说明书上的严重副作用，需要及时停药并尽快向医生反馈。

了解了每种散瞳药物的脾气，我们大可减轻对散瞳药的抗拒。

如果只是使用短效或中效的散瞳药物，医生会告诉我们"需要快散瞳"，一至两滴眼药水完全可以达到散瞳效果，但其中的药物剂量极低，基本不会产生严重的全身反应，副作用发生比例极小，瞳孔回复之后便使用如常，不会有滞后的不良反应。此处需要注意，如果已经诊断了闭角型青光眼的病人是绝对不能用各种类型的散瞳药物的，很可能一滴眼药水就会诱发青光眼的发作。除闭角型以外其他类型的青光眼患者使用一般没有问题。儿童如果有颅脑外伤、心脏病、癫痫或者已知对药物过敏等情况时一定要谨慎，使用前应向医生说明情况，再看能否使用。

四、各类散瞳药物，我们应该如何选择使用呢？

现在常用的获得眼科医生共识的散瞳方案是按照年龄划分，不同年龄人群的眼内睫状肌的力量不同，年龄越小反而肌肉力量越大，需要更强的药物才能完全使之麻痹。

（1）7岁以下儿童：阿托品散瞳，要求连续点药3天，每天2～3次后方达到药效可开始验光；也可以采用每晚1次，用药7天的方案。停药后半个月左右瞳孔才能完全回复正常，在此期间，瞳孔中度散大，看不清近物，建议家长选寒暑假给孩子验光，散瞳期间少看电视及其他电子屏幕，强光下需戴墨镜，减少紫外线入眼。越是小的孩子使用时越需要谨慎，一定要注意孩子的药物反应，如面色潮红、口干等现象的严重程度，1岁以内的孩子严格按照医嘱使用和观察。如果需要验配眼镜，那么初次验光后，停药3～4周再回医院复验，结合散瞳初验和瞳孔回复后复验的结果，并由孩子当场试戴镜片后才能确定验配的度数。有远视或斜弱视的小朋友首选阿托品散瞳。

（2）7～12岁儿童：可以使用阿托品或者环喷托酯。因为虹膜的颜色深浅，是否伴随斜视、屈光状态等都可能影响使用者对药物的反应。如果环喷托酯经医生判定可以达到较好的效果，那么可优先使用，毕竟它使用方便，药效维持时间短，而且不影响学习生活。但如果医师觉得反应性不好，则需要改成阿托品。环喷托酯点眼后可初次验光，复验确定度数的时间为第 3 天至 1 周内。

（3）13 ~ 20 岁以下：使用托吡卡胺等快速散瞳药物，点药后可迅速产生反应，停药后 4 ~ 6 小时瞳孔回复正常。

（4）20 ~ 30 岁青年：如果是首次配镜或者是度数增长较快，为准确验光可以选用快速散瞳，如仅是常规检查，可以不散瞳。

（5）30 岁以上就不需要散瞳验光了。因为 30 岁以上人群的调节能力减弱，散不散瞳其结果区别不大。如果 30 多岁了没有散瞳，但几次验光出来的度数都有一定的差异又是为什么呢？这里要再次强调我们所说的验光是指验光师在暗房内人工的检影验光，而不是用机器的自动验光。自动验光的结果差距大，主要与机器本身的误差有关。

国外有很多研究表明不同年龄使用不同类型散瞳药物的效力各异，我国相应的研究较少，相关药物的使用争论也较多，因为人种不同，我们不能完全照搬国外经验。2019 年中华医学会眼科学分会的专家经过反复讨论，达成了儿童使用散瞳药物的专家共识。以上散瞳方案也是按照专家共识结合临床使用给予的经验建议，因为各地药物供给不同，有些地区可能没有环喷托酯，具体的使用应该遵照医嘱。

五、如何防止"假性近视"弄假成真？

"假性近视"医学上将其命名为"调节痉挛性近视"，其实是近视度数中可逆或者波动的那部分，因为近距离用眼时间过长，引起的眼部肌肉调节的痉挛，也就类似于"抽筋了"，肌肉的不正常状态导致眼睛无法自动对焦而视物模糊。休息后或清晨起来痉挛可消失，视力便好转。

有些小朋友在散瞳验光前有 200 度，散瞳后验光仅有 75 度，这 125 度的差值就是平时所说的假性近视，而 75 度就是散瞳后的度数，属于绝对的真性近视，这部分近视是一旦出现就不可能再消退的。散瞳可起到一个去伪存真的作用，当你再为孩子有无假性近视这一命题而纠结时，一次散瞳验光就能给出正确的解答。

值得注意的是，如果用眼状态不缓解，"假"也可很快"成真"。"假性近视"的发生提示眼内肌肉的调节能力减弱，肌肉痉挛久了以后身体就会产生相应的机制来适配，最常见的就是眼球的前后径即眼轴变长，近视度数随之升高。另外，只有在调节能力很强的儿童和少年时期才会出现假性近视。

第四节 每个近视的人都会先远视吗？

远视就是光线通过眼球的镜头后聚焦在了视网膜的后面，如图 1-6 所示。因此，远视的人群看近看远都不清楚，佩戴凸透镜可以使焦点前移，让成像变清晰。

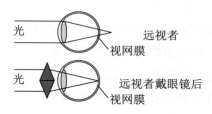

图 1-6 远视者及其戴上凹透镜后成像示意图

一、远视就必须要戴眼镜吗？

答案是"否"，因为我们每一个人在生长发育过程中都必然会经历远视这样一种状态，如果此状态过渡顺利，那么完全不需要矫正。下面我们来具体聊一聊什么样的远视是正常状态，什么样的远视需要佩戴眼镜矫正。

人类出生以后，眼球也会随着身体、骨骼和肌肉一起生长，眼球前后径也就是眼轴从短变长。我们可以大体将生长发育期分为两个阶段：0～3岁是快速发育期，由出生时16mm左右的长度，平均每年快速增长约0.6mm，抑或更多；3～18岁是缓慢发育期，每年的增长数值逐年降低，到成年时眼球基本停止生长，此后一直维持在这个眼轴长度。

根据研究统计，绝大多数人近视的发展都是和眼轴长度密切相关的，眼轴长度每增长1mm，可以简约估算近视度数会增加300度。换言之，已知小王、小李其他条件一样，小王眼轴长24mm，测量出来没有近视，而小李眼轴长25mm，则可大致推算小李约有300度近视。

统计结果显示，当眼轴在22～24mm，眼球基本上处于"正视"状态，也就是说既不近视也不远视，看远看近均相宜，不用费劲都能看清楚。而眼轴短于22mm时，眼球处于远视状态，越短则相应的远视度数越高。而眼轴长过24mm时，则开始处于近视状态，眼轴越长，近视度数越高。

那么我们眼球的具体发育时间是怎样的呢？

据1985年一项儿童眼睛发育情况的调查显示，0～12岁所调查孩子的平均眼轴逐渐增加到22毫米；12～20岁之间眼轴每年增长缓慢，至20岁停止在24mm不再增长。这个数据类似于我们对于儿童眼发育的理想状态：12岁之前，随着眼球发育，远视度数逐渐减少；12 岁以后则维持正视状态直至成年后稳定。

那我们现在的情况又是怎样呢？近年来不同地区多个报道显示，6 ～ 7 岁儿童的平均眼轴已经达到 22mm，并自此节点后逐渐开始发展成近视，度数逐渐加深，如图 1-7 所示。0 ～ 3 岁是快速发育期，3 ～ 18 岁是缓慢发育期，现实的数据表明大量孩子提早发育，眼轴过快增长。

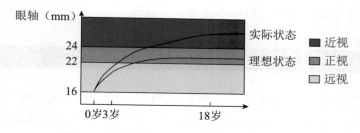

图 1-7　眼轴发育与年龄及屈光状态关系示意

因此，30 多年前后的数据对比我们发现，原来眼轴增长发育过快是导致现今近视比例快速增加的一个重要因素。具体的应对办法，我们将在本篇第三章《近视的预防》中为大家详细讲解。

通过以上数据，我们会发现远视在一定的时期是背负着特殊"历史使命"的。有一个专门的名词来形容它的使命，称之为"远视储备"。我们可能会观察到一个现象，小时候视力很好的小朋友，长大了可能很快成为"小眼镜"。而有的小时候视力并不好，有远视和弱视的孩子，从小接受各种治疗，青少年时期后反而视力不错，甚至不会发展成近视，这又是为什么呢？

因为每位孩子出生的时候都有一笔"远视储备"，有的人消耗得快，就更容易进入近视状态，而有的人消耗得慢，可能很晚才进入近视状态，甚至不会近视。进入近视状态的时间与最终的近视度数密切相关，确凿证据证明，已经有的近视度数不可能消退，而且会以平均每年 50 ～ 75 度的速率增长，直至 20 岁左右逐渐稳定，不再增长。那么我们简单算一笔账，甲同学 5 岁就用完了远视储备便开始近视，那么到他 20 岁时可能出现 750 度左右的高度近视。乙同学 10 岁左右用完了远视储备，到 20 岁左右大概出现 500 度左右的中度近视。

当然，事实远不是如此简单的计算，如果 10 岁左右从远视发展成正视，那么 10 岁以后的近视发展速率也会远远低于 50 ～ 75 度的平均值，甚至可能根本不会发生近视。

二、理想状态的远视储备应该是怎样的呢？

3 岁左右，远视储备一般在 +2D ～ +3D，也就是 200 ～ 300 度远视。之后每年远视度数缓慢减低，到 10 岁左右远视储备用完，从此发展成正视眼。这里需要说明以下几点：

（1）远视储备也不是没有上限，越高越好。比如，孩子在三四岁的时候查出来有四五百度的远视，甚至更高，那么需要及时按照医生的要求进行治疗。幼儿时期是眼球视觉质量的快速发展期，低度远视状态的小朋友可以靠他们强大的调节力来控制这种远视度数，看东西也是基本清楚的；而高度远视状态时，小朋友的这种调节力不足以控制远视度数，必然导致很差的视觉质量，如不及时治疗，极可能导致孩子弱视，视网膜和大脑缺少必要的视觉刺激，最终无法正常发育获得最佳视力。

（2）若远视储备在正常范围内，当然是同年龄度数越高越好，远视储备花得越慢越好。

（3）让远视储备过快消耗的原因很多，包括基因因素、用眼时长、电子产品的不当使用、阳光照射时长、用眼姿势等。远视储备的快速减少，预示孩子会更早进入近视状态，所以每年散瞳检查远视储备量和眼轴，对孩子的近视发展预测很有意义，其结果也可以反过来指导孩子的生活作息以及用眼习惯。具体的方法我们将在本篇第三章《近视的预防》中详细讲解。

三、老花就等于远视吗？

在这里我们需要介绍一下"老花"这个概念，很多人认为"老花"就是远视，这种认知其实是错误的。

"老花"学名"老视"，顾名思义，"老了"之后视物不清。韩愈在《祭十二郎文》里写道："吾年未四十，而视茫茫，而发苍苍，而齿牙动摇。"这种描述像极了"老视"的描述。

"老花"出现的根源在于晶状体的老化。晶状体的结构很有意思，整体来看像一个中央鼓、两边薄的圆盘，外面覆盖一层很薄的透明的囊袋。圆盘边缘囊袋内 360 度都是干细胞，会不分昼夜地产生新的晶状体细胞。晶状体细胞都是透明的，但是随着年龄的增长，晶状体细胞越长越多，无处可去，只能向中央部压缩。于是晶状体就像一个压缩饼干一样，质地越来越硬，颜色越来越黄，甚至发黑，最终影响透明性，造成视力下降。这个过程就是年龄相关性白内障，也就是以前常说的老年性白内障的发生过程。

晶状体是我们眼睛这个相机里的变焦镜头，晶状体这个圆盘四周 360 度都有类似于皮筋一样的悬韧带附着，悬韧带的另一端连接的就是眼内睫状肌。当我们的视线在看远和看近之间改变时，眼内睫状肌收缩或者舒张牵引悬韧带，引起晶状体形状改变，使进入眼内光线的折射率发生改变，以此来看清楚远近不同距离的物体，这种看远和看近之间自我调节的能力叫调节力。随着年龄的增长，这种调节力显而易见会降低，原因既包括眼内睫状体肌肉的能力下降，也包括晶状体细胞增长压缩后出现的老化——肌肉拉不动越来越硬的晶状体了。

此时我们自然不知道这是调节力的下降，但会明显感觉看近物时比较费劲了，以前手机拿近拿远都可以看得很清楚，现在需要逐渐放在一手臂以外才看得清，而且看一会儿就开始眼胀、流泪、眼皮发沉，这就是"老视"，发生的时间节点一般在40岁左右。

还有一种常见的现象，年轻时期视力好的人会更早出现老花症状，一方面是因为视力好，对调节力下降比较敏感，另一方面是因为如果青年时期有近视，近视本来就是看近清楚，所以这部分近视人群出现老花以后，看远依然戴近视眼镜，看近的时候摘掉近视眼镜裸眼看，由近视度数来替代减少的调节力，则不需要老花眼镜的辅助也可以看清楚，产生一种"老花产生慢"的错觉。但是请注意，这并不是说近视患者"老视"出现会晚，而是在同样的年龄段，近视者比远视者需要的调节量更小，同样是调节能力下降，近视者够用，所以不觉得需要老花眼镜，而远视者不够用，所以需要更早戴上老花眼镜来辅助，从而产生"老花出现早"的感觉。

所以有种说法，最适应现代社会的视力状态并不是一点近视、远视都没有的正视眼，而是 100 ~ 150 度左右的近视眼，因为这类人群在出行、远足等需要看远时，不需要近视眼镜的辅助就可以基本满足视力要求，而其需要老花眼镜辅助的时间也会明显往后推移。

老花和远视的不同点在于：远视和近视一样，是从青春期开始就出现，此后一直持续存在，度数不会发生改变；而老花是从40岁左右出现，度数会一直增长，因为晶体越来越硬、越来越拉不动，相应的调节力也就越来越差。想判断有无老花可以借助近视力表，如果看远视力没有明显改变，而近视力表最下面几排的小字不论远近都看不清，那就说明——老花的状态已经存在了，看不清的排数越多，老花的度数越高，程度也越重。

因此，老花对看远没有影响，但是在看近的时候需要佩戴老花眼镜，老花眼镜的度数是需要验配的，不能在地摊随便根据年龄购买，这样误差会很大。镜片也无须太好，而且隔几年就需要更换度数重新配镜。很多老人到晚年开始不看书、不看报、不看手机，很可能是因为没有验配一副合适的老花眼镜。此时若能及时干预，送给父母一副合适的老花眼镜，每 2 年左右更换 1 次，甚至比其他礼物都更加贴心。

四、老花眼镜如何选配呢？

合适的老花眼镜是一个有效工具，既可帮助减轻看近时的眼睛调节负担，又可以帮助缓解视疲劳、眼睛酸胀等症状。

扫描此码

寻找答案

这里需要提醒的是，有一些老年人某天可能欣喜地发现自己"好像最近老花眼好了"，追问病史后才会发现这部分人群多患有糖尿病。为什么糖尿病的老人会出现老花好转的情况呢？因为糖尿病患者血糖升高，眼内局部因为高血糖引起渗透压的改变，晶状体会吸水膨胀，镜头的度数也因此发生改变，造成近视的效果。这种类似近视效果的出现，之前因为老花看近看不清，现在竟然看近的视力还有所提高，也会让老年人误以为"病好了"，殊不知这只是疾病给予的暂时"甜蜜"，很容易让人麻痹糖尿病引起的其他不可逆的严重眼部损伤。

第五节 散光是什么？
怎么判断自己有没有散光？

散光，顾名思义，是指光线没有办法聚焦到一个点，而散射到了一个面上。

散光可以单独存在，但多数情况下是和近视或者远视并行存在的。低度数的散光可能不会出现任何症状，也可以不矫正。比如，近视或远视下同时存在 50 度散光，可以只验配近视或远视度数的镜片。但如果有高度数的散光，就会非常影响视力，看远看近都不清楚，有时会不自觉地出现看东西眯眼、歪头等现象。如果不配戴合适度数的眼镜予以矫正，很容易出现视疲劳的症状，甚至出现头痛、眉骨痛、眼睛烧灼流泪、视物变形等情况。

大部分的散光比较规则，可以通过验配度数，加上眼镜来矫正以获得较好视力，少量患者的散光不规则，既不能准确测量，又无法通过眼镜来很好矫正。总体来说，80% 以上散光者的散光度数低于 125 度。

一、散光度数需要加入镜片吗？

当眼科检查完毕后，如果验光处方上有较大度数的散光，如大于 100 度的散光还是建议要将其验配进镜片的。近视和远视度数的镜片是球镜，没有轴向，所以如果单纯验配近视或远视眼镜，眼镜店都有各度数的备份，镜片的验配常常立等可取。但散光度数是柱镜，而且有方向，也就是"轴向"，如果轴向放置不对，即便镜片度数都是对的，也不能获得好的矫正视力。因此，带散光的镜片往往验配时间比较长，由于散光度数和轴向的排列组合太多了，加之需要和近视或远视度数融合在一个镜片中，眼镜店就没有办法常备那么多种选项。

二、为什么不同次的验光度数相差很大?

有些散光和近视或远视并存的患者常常会很困惑：为什么我在不同时间或不同机构测出的度数会相差很大？比如，某眼科中心给出的度数是" -5.0D/-2.5D×160"，也就是 500 度的近视，加上 250 度，轴向为 160 度的负性散光。而另一个机构验光后给出的度数是"-7.5D/+2.5D×70"，也就是 750 度的近视，加上 250 度，轴向为 70 度的正性散光。这两种情况无论是近视度数，还是散光的性质以及走向都完全不一样。为什么会差别这么大呢？

这其实是因为业内有一种公式，用来转换近视和远视代表的球镜度数，以及散光代表的柱镜度数。所以通过转换，上面两个处方其实是转换后的不同形式，但是效果是一样的。非专业人士不需要去了解具体的转换公式，如果要避免因为转化产生的困惑，可以每次验配时携带原处方或者原镜片，镜片的度数经过简单的仪器测量都是可以获得的。

相比框架眼镜，隐形眼镜（专业术语为"角膜接触镜"）更加适合有中高度散光的患者。由于隐形眼镜的验配度数和框架眼镜存在区别，有部分散光的患者可以通过隐形眼镜的度数转换中和或降低散光度数。所以对中高度散光的患者，如果可以接受隐形眼镜，不管是日常可以买到的软性隐形眼镜，还是需要到医院验配的硬性角膜接触镜 RGP，都可能帮助这类人群获得更好的视觉质量。同理可知，中高度散光人群通过近视眼手术改善视觉质量的效果也比佩戴框架眼镜更好。具体内容会在本书的第六章中为大家详细介绍。

散光度数一般增长很慢，如果短期内度数突然增长或者在一定时间段内持续增长，那么就要高度警惕角膜可能出了问题。有一种较少见的疾病叫作圆锥角膜，因为未知的原因而出现角膜中央变薄前凸，其表现就是视力持续下降，验光可以看到散光度数增加，戴上眼镜以后的最佳矫正视力也在下降。此时需要高度警惕，因为圆锥角膜是发展性的，到一定年龄和一定程度会停滞。早期发现有一定的办法来控制疾病进展，如紫外交联技术，但如果发现时角膜已经太薄、严重变形甚至破裂，那么只能通过角膜移植手术来挽回视力。近年来有研究认为眼睛常常过敏眼痒的孩子容易出现这类疾病，猜测可能和孩子长期大力揉眼有关系，所以如果孩子出现眼红不适，家长应该警惕并及时就医。

第六节　弱视和近视的区别是什么？

现在我们的幼儿园、小学、中学，都会定期免费进行视力筛查。很多家长都是在视力筛查后才发现孩子视力不佳，需要到医院来检查。

一、不同年龄的儿童视力应该达到什么程度？

一般孩子的视力在 6 岁时基本达到成人水平，可看到 1.0。但需注意的是，并非看不到 1.0 就要扣上视力异常的帽子。经过前面章节对于近视、远视以及远视储备的介绍，我们可以理解一个共识：孩子的视力和身体发育一样，不同的孩子有快有慢，在一定的范围内都不必着急,但如果过快或过慢,则需要及时进行干涉,为他们眼部的健康发育保驾护航。

视力差一定是弱视吗?什么情况下需要干预?如何干预?要解答这些问题,我们要先谈谈"弱视"这个概念。

弱视是指经过检查,发现眼球本身没有任何问题,但是验光以后的矫正视力并不好,低于正常下限。那么正常下限又是多少呢?

我国最新权威的认知的儿童的视力正常发育下限如下(以小数视力表为参考):

3～5岁:正常视力下限为0.5。

6岁及以上:正常视力下限为0.7。

二、把握好孩子眼睛发育的关键时间点

家有成长发育期的孩子,有些家长会过于忧虑及关注孩子的视力,但有些家长却走向另一个极端,对孩子的眼睛发育毫不关心。当然,大多数的家长都是介于两者之间:既不知道什么时候应该关注,也不知道该关注什么。因此,笔者在此总结了一个视力筛查流程图,家长们只需把握好如图1-8所示流程,就能轻松解决什么时候就医、就医时看什么的问题。

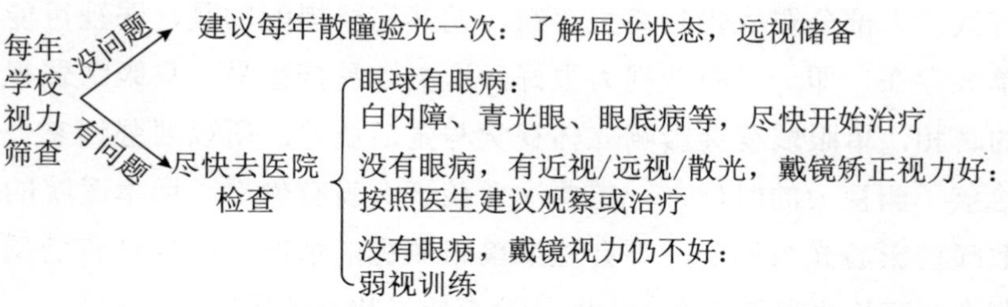

每年学校视力筛查

没问题 → 建议每年散瞳验光一次:了解屈光状态,远视储备

有问题 → 尽快去医院检查

眼球有眼病:
白内障、青光眼、眼底病等,尽快开始治疗

没有眼病,有近视/远视/散光,戴镜矫正视力好:
按照医生建议观察或治疗

没有眼病,戴镜视力仍不好:
弱视训练

图1-8　成长发育期眼部检查流程

具体流程介绍如下：

（1）孩子的每次视力筛查已经达到正常视力下限的标准时，那么建议从 3 岁起，每年到医院散瞳验光 1 次，既了解孩子的远视储备有多少，也可了解孩子现在的屈光状态。散瞳后眼睛检查范围更大，更不容易遗漏如先天性白内障、晶体半脱位、眼底疾病等问题。

（2）如果视力筛查没有达到正常视力下限的标准，需要毫不迟疑地到医院寻求医生的帮助，检查是否有先天性或者发育性的眼病。

（3）排除先天性或发育性眼病后，需以散瞳验光方法来确定孩子是不是有相关度数？如果有度数，戴上眼镜之后的矫正视力能达到多少？是否戴上眼镜可以达到该年龄段的视力正常发育下限？如果戴镜后矫正视力好，说明只是眼球的屈光状态问题，可按照需求以及医生的建议观察或佩戴相应眼镜，包括框架眼镜或隐形眼镜（角膜接触镜）。

（4）如果排除了先天性或发育性眼病，并且戴镜后矫正视力不好，那么要及时开始按照医生的要求进行弱视训练。现在的主流观点认为，弱视患者在 11 岁之前积极治疗，进行合理弱视训练，弱视可极大改善甚至完全消失，逐渐达到正常视力，并且完全治愈。但如果错过视觉最佳发育期，只有极少部分成年患者对弱视治疗有效，大部分弱视仍将终生存在。尤其需要提醒的是，弱视可能单眼存在，即一只眼睛视力很好，这更容易掩盖另一只眼睛弱视的真相，单眼弱视会影响立体视觉与生活质量。所以要强调家长给孩子测视力的时候，一定要注意孩子有没有偷看。所幸医院的散瞳检影验光很客观，不会遗漏单眼弱视的情况，这也是我们反复告知家长要带孩子每年去医院检查屈光状态的原因。

这里需要提醒的是，如果成年以后，视力突然变差或近视度数仍快速增长，抑或是散光度数在短时间内迅速增高，则一定要尽早去医院就诊，很可能是视网膜疾病、病理性近视或角膜问题。有些先天性的眼部疾病，可能在成年后才会表现出对视力的影响。

眼科急诊室解析

视力忽高忽低是怎么了？

看完了本章，让我们一起告诉张女士答案。视力的检测确实会存在波动，不仅和检测环境、亮度、距离等因素有关，最重要的是和眼睛肌肉的疲劳程度相关。儿童看近处时间过长，眼内睫状肌肉容易发生痉挛，导致暂时性的近视度数上升，这部分因为痉挛产生的近视度数就是我们常说的"假性近视"。医生给张女士的儿子开了阿托品眼药水，嘱咐其点药散瞳 3 天后再来验光，结果显示张女士的儿子已经出现了 100 度的真性近视，医生建议张女士密切观察儿子视力的变化，如果度数再增长就需要为儿子验配眼镜了。

近距离阅读会诱发儿童出现"假性近视"，而散瞳验光可以让眼内睫状肌暂时松弛，去伪存真，了解真正的屈光状态。当然，如果近距离用眼时间过长，睫状肌持续痉挛，"假"当然会成真。

科普加油站 哪个国家最重视近视的防控？

这道题的答案现在非常明确：最重视近视防控的国家一定是中国。

据世界卫生组织最新报告显示，全世界近视患者人数最多的国家和地区是中国，目前已经达到 6 亿人。除了绝对人数多，我国的近视发生率也居世界首位。2018 年 8 月，习近平总书记作出重要指示：我国学生近视呈现高发、低龄化趋势，严重影响孩子们的身心健康，这是一个关系国家和民族未来的大问题，必须高度重视，不能任其发展。

为贯彻落实习近平总书记重要指示精神，教育部联合国家卫生健康委等八个部委联合制定了《综合防控儿童青少年近视实施方案》，呼吁全社会行动起来，共同呵护孩子的眼睛，并提出阶段性目标：到2023年，力争实现全国儿童青少年总体近视率在2018年的基础上每年降低0.5个百分点以上，近视高发省份每年降低1个百分点以上。到2030年，实现全国儿童青少年新发近视率明显下降，儿童青少年视力健康整体水平显著提升，6岁儿童近视率控制在3%左右，小学生近视率下降到38%以下，初中生近视率下降到60%以下，高中阶段学生近视率下降到70%以下，国家学生体质健康标准达标优秀率达25%以上。

最惊人的是，该方案明确了家庭、学校、医疗卫生机构等各方面责任，并提出从2019年起，将儿童青少年近视防控工作、总体近视率和体质健康状况纳入政府绩效考核指标。方案提出后教育部迅速启动遴选和建设了一批全国儿童青少年近视防控试点县和全国儿童青少年近视防控改革试验区，也将成功的筛查防控手段推向全国。

很多医生对于将近视率纳入政绩考核感到难以理解，诚然一种疾病的发生发展有其背后的原因和历史，行政手段可以帮助整个社会迅速认识到近视的严重性，有利于近视防控手段的推广和实施，但对于近视这种疾病而言，单纯的行政介入显然还是不够的，对疾病原因和机理的探寻、对基础研究的投入和关注才是防控近视最重要的支持。

参考文献

[1] 中华人民共和国国家卫生健康委员会. 近视防治指南 [S]. 2018. 6. 1.

[2] 高中生近视率超八成. 中国近视防控形势不容乐观 [EB/OL]. 人民日报海外版. 2019. 8. 30.

[3] 教育部、国家卫生健康委等. 综合防控儿童青少年近视实施方案 [S]. 2018. 8. 30.

第二章　近视的成因

【眼科急诊室】　小小年纪，高度近视

　　一位愁眉不展的父亲带着 8 岁的儿子来到眼科门诊，说自己的儿子 4 岁起就开始有些看不清远处，由于平时工作忙便没有在意，儿子 6 岁再来门诊检查时已经有 400 多度的近视了，从此变成了"眼镜小子"。如今儿子 8 岁，近视度数以每年近200 度的速度迅猛增长，当天散瞳验光已经达到 800 度的高度近视，父亲本人也有 600 度高度近视，母亲 500 度中度近视，此时全家都非常着急，对孩子迅速发展的近视度数一筹莫展。

　　为什么这么小的孩子就有这么高的度数？近视会遗传吗？哪些原因会加速近视的发展？在本章中您能找到答案。

对于逐年攀升的近视率，很多家长即便没有了解过相关研究结果，心里也已经隐约有了答案。我们一起来盘点一下那些已经被科学证实的可以引起近视的原因，本章将用大量的数据和事实说话。

第一节　近视真的会遗传吗？

爸妈是近视，孩子就一定近视吗？目前来看，这个问题的答案是"一定会"。就像姚明和叶莉的孩子一定会长得高一样。遗传在近视的发病中影响很大，父母一方近视，孩子近视的危险度是父母都不近视的孩子的 1.5 倍左右，而父母都近视，那么这个危险度会上升到 2 倍左右。

如果父母双方均为 600 度以上的高度近视，那么其子女患近视的概率为非近视者子女的 10 倍以上，基因的影响在同卵和异卵双胞胎研究中也进一步被证实。父母和孩子的近视度数呈现正相关性，也就是说父母的近视度数越高，孩子的近视度数也可能越高。尤其是病理性近视在同一个家族中表现出明显的遗传倾向。

所以超高度近视者在"婚恋市场"确实存在明显的劣势，但 400 度以下的轻度或中度近视者却不用过于担忧，因为除了基因，以上我们列举的各种环境因素和生活习惯都有可能影响孩子的视力，如果环境因素控制得好，孩子很可能只出现不太影响生活的轻度或中度近视。

笔者的博士同学是北京近视眼眼病研究相关课题的主要参与

者，他的研究还发现了两个令人沮丧的结果：第一，子女比父母的近视度数还要高，平均城市里的孩子要比父母增加200度，农村里的孩子同比增加100度；第二，母亲的生育年龄越大，可能子女的近视发展就会越快。但请注意，这只是一个平均趋势，仅为一个统计学的数据，不代表个人水平。

近视的基因除了在家族中遗传，也在不同种系里"传承"。举个小例子，新疆的汉族人群近视发病率就远高于维吾尔族人群，当然不同民族的生活环境和饮食习惯会有影响，但基因在差异中所起的作用不可忽视。

从大的地域划分来看，亚洲人近视发病率更高，哪怕是在欧美国家或地区生活的亚裔人群，其近视发病率远远高于同地区同生活水平的其他族裔。不同种族间近视的致病基因也不同。比如，在别的种族人群中找到的一些与高度近视相关的基因突变，却在我国的近视家系中并未发现，同样，在我国人群中发现的基因突变在国外的人群中也并未发现。这也证明近视的产生不是由哪个或哪几个基因发生变化的结果，而是多基因相互影响所致，并且这种基因造成的影响程度还可以被外部环境修饰与改变。

第二节　我们如何通过眼睛这部精密的"照相机"感受世界

一、了解眼睛这部精密的"照相机"

人眼是世界上最精妙的"照相机"，眼睛内部的结构和相机结构的对应情况如图2-1所示。

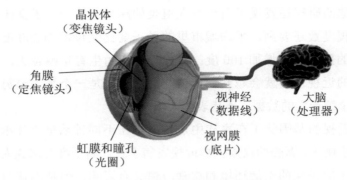

图 2-1　眼睛内部结构与相机结构的对照

（一）照相机的镜头——角膜和晶状体

1. 角膜：超高度数"定焦镜头"

角膜，也就是我们俗称的"黑眼珠"，其实它是一片很薄的透明组织，厚度只有约 0.5mm，像眼睛前面的一块曲面玻璃，也特别像一个照相机的镜头，而且是定焦镜头，不能调节也不能变化。每只眼都有这样一个镜头，但是镜头的度数稍微有一些差异。简而言之，这块玻璃曲面的弯曲程度决定了它的度数，绝大多数人的镜头度数在 4 300 度左右，如果离这个平均值差距特别大，就容易出现高度近视或者远视。如果角膜这个镜头表面不那么规则，就会引起严重的散光。

近视的激光手术部位就在角膜，利用的原理就是用激光切掉一部分角膜，稍微改变一下这个曲面的形状，以此来变更角膜的度数，中和已有的近视或者远视度数以达到矫正近视或远视的目的。具体内容在本书的第三篇《技术篇——该不该做近视手术》中有详细介绍。

如果角膜因为一些疾病变得不透明了，势必会影响我们看东西的清晰度，也就会影响视力，这时候就需要进行角膜移植手术，即用别人捐献的透明角膜来替换病变的不透明的角膜。

2.晶状体：灵活快速的"变焦镜头"

晶状体是眼睛里面的另一块镜片，约相当于 2 000 度数左右的镜头，它相当于照相机的变焦镜头。晶状体周边 360°通过皮筋一样的晶体悬韧带和眼内组织相连接。当眼内肌肉收缩运动，牵拉悬韧带引起晶状体形状的变化便引发镜头的变焦。

我们有时候说"定睛一看"，其实就是大脑指派眼内肌肉快速运动来调整晶状体的形状，让光线在我们要看的目标聚焦，非常类似于用手机拍摄近物使画面从模糊到清楚的过程。

婴儿和少年时期，晶状体是透明的，随着年龄的增长透明性会逐渐下降，晶状体开始发黄变硬，出现不透明的状况，也就是白内障（仅指年龄相关性白内障，不包括其他类型白内障）。随着晶状体的变硬，肌肉也逐渐拉不动了，所以看近的东西怎么也聚焦不了，调节能力下降，这就是老花。因此，老花和白内障是每个人随着年龄的增长都无法逃避的自然老化现象。

（二）照相机的镜头膜——泪膜

在人类的进化过程中，我们从海里走上了陆地，但身体里还遗留了一些远古的痕迹，如眼睛前面会时时分布一层非常薄的泪液，这层泪液重要至极，不可或缺。它担负起很多的使命，比如给角膜供氧，冲刷眼睛表面的有害物质，眼泪里的溶菌酶还可以溶解细菌，让眼睛表面处于健康的状态。

我们每次眨眼，眼皮就会在眼睛表面均匀的涂抹一层泪液，也称为"泪膜"。泪膜过一段时间会出现破裂，导致下面覆盖的角膜感觉神经裸露，刺激我们不自觉地再次眨眼，重新粉刷一层均匀的泪液，周而复始，循环往复。如果泪膜的质或量出现问题，会很快破裂，这就是我们常常听到的"干眼症"，通常会表现出各种各样的不适症状，包括眼红、眼胀痛、难以名状的不舒适，频繁眨眼，刺激性流泪，看东西一会儿清楚，一会儿不清楚等，严重影响生活。

怎样判断泪膜的功能是否正常呢？这里我们可以做一个简单的小测试：请拿出你的手机，找到秒表功能，测试一下你可以坚持多少秒不眨眼。

如果可以轻松坚持10秒钟以上，那么提示泪膜处于健康状态。坚持的时间越短，则说明泪膜的质量越差且越不稳定，可能干眼症越严重。

干眼症与视疲劳、佩戴隐形眼镜、屈光手术方式的选择都密切相关，我们将在第七章和第八章中详细提到。

（三）照相机的光圈——虹膜和瞳孔

会操纵相机光圈的人常被认为是摄影高手，而我们眼睛这部照相机的光圈能不能人为自如地操控呢？

在一些刺激下，如室外强光，虹膜受到感应而收缩变化，虹膜中央的瞳孔，也就使我们眼睛的光圈缩小，减少紫外线进入眼睛的量，自动保护视网膜。因为光圈变小，出现"小孔成像"，也使成像质量发生改变。所以我们会发现，在阳光下比在暗室中看得更清楚。我们常常听到医生说"扩瞳"或"散瞳"，其实就是使用药物让眼内的肌肉麻痹，虹膜无法运动，瞳孔自然扩大，眼睛的光圈处于暂时无法调节的状态。

（四）照相机的底片——视网膜及视觉中枢——大脑

视网膜就是眼睛对光的感受器，像壁纸一样贴在眼球的内壁，之前苹果公司推出过一个叫"视网膜屏"的概念，说苹果手机的显示屏可以超越视网膜的精度，实际上这只是一个概念偷换产生口碑效应的营销手段，视网膜的强大超出了我们的想象，这层只有 0.1 毫米厚的组织上可以分为 10 层细胞结构的功能区域，它们日夜不歇、各司其职，只要有光，12.5 亿个光感受细胞就随时产生神奇的反应。视网膜的功能一旦损伤就几乎无法逆转，视网膜移植迄今还仅仅停留在科幻小说里。科学家孜孜不倦地为视网膜盲的病人打造的人工视网膜，也只是用模拟电信号刺激大脑产生简单的光觉或色觉，

　　很多人总是在门诊着急地询问：医生说我视网膜上长了黄斑，这是什么原因啊？这是一个让专业人士啼笑皆非的问题，因为每个人的视网膜中央都有一个对视力而言最重要的小片区域即"黄斑区"，这并不是病变，由于黄斑区富含叶黄素，所以医生可以用肉眼轻易地分辨出这个区域。黄斑区中央有一个小凹处，它是整个视网膜上视力最敏锐的地方。若黄斑区没问题，视力不会差；若黄斑区病变，即便周边的视网膜都很好，视力也不会好。老电影《希波克拉底的誓言》里小朋友因为玩激光笔而失明，就是因为目视激光时灼烧了黄斑区，即便视网膜其他区域结构与功能均完好无损，但这位小朋友也永远失去了视力。如图 2-2 中显示的视网膜照片，圈 1 内颜色发黄区域就是"黄斑区"，也是视力最敏锐的地方；圈 2 内的圆盘状的结构在医学上叫"视盘"，它是视神经和眼睛的连接处，就像眼睛这个"电灯泡"连接"电线"的地方。

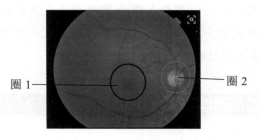

图 2-2　视网膜照片

视网膜不像拍立得或者老的感光底片那样，因化学特性而显影，它更像我们现在的数码相机，所见图像投影到视网膜上，马上转换为电信号，经过视神经这根 USB 线实时传导到大脑里，让我们马上知道看到了什么。

趣味问答

我们是两只眼睛同时看东西，按理说两只眼睛拍照下来的图像应该不一样，但为何从来没有感觉到这个问题呢？

答案：这是因为我们有一个强大的且会自动 PS 的大脑。当大脑皮层收集到双眼传来的视觉信号后，会把这两张有一定重合的照片自动拼接，形成一张完整的广域照片。更为神奇的是，这样的处理还让我们有了立体的视觉。

此时教你如何简单感受立体视觉：拿一支签字笔或钢笔，把笔帽摘下来，一手水平方向拿着笔杆儿，一手水平方向拿着笔帽，间隔 30 厘米，让两手缓慢凑拢，看看能不能准确地把笔帽套上笔头。

当我们双眼一起用上时，可以很轻易、很快速地完成这个游戏，但当我们闭上一只眼时，效率和准确度就会大大降低。这就是立体视觉的作用，它可以帮助我们更好构建空间感、距离感，让我们看到的东西从二维变成了三维。

很遗憾是，有一小部分人群会因为一些先天和后天的原因丧失这种立体的视觉，其中一部分人可以通过医生的干预和帮助重新恢复或者建立立体视觉。

二、我们如何通过眼睛感受世界？

介绍完了眼睛这个高级相机的各个重要组成部分，下面我们来简单还原一下眼睛视物的过程：光线照在我们面前的物体上，反射至眼睛，依次穿过角膜、瞳孔、晶状体、玻璃体，在视网膜上投影形成清晰的像，并且通过视神经传到大脑皮层。

形成一个清晰的像需要各个结构的完美匹配，其中任何一个结构出现问题，我们的视觉质量都会受到影响。从功能上来说，我们的眼睛不单单止步于作为一部高级照相机，它和视觉中枢共同组成了一套高端的实时图像传导系统，它的神奇特征如下：

（1）高清：我们的视网膜上有超过 10 亿个光感受器细胞，同时视网膜上的不同光感受器细胞也帮助我们分辨各种色彩，迄今为止没有任何一个显示器能模拟视网膜显示的高清和绚丽。

（2）3D 立体：人眼看到的物体都会立刻自动合成立体的 3D 影像，帮助我们快速了解所看见物体的大小、形状、运动速度，以便人类定位和躲避危险。

（3）快速变焦：人类可以快速切换远处和近处的景象，自动适配变焦及重新聚焦的过程非常短。视物由远及近时，我们可以一直保持清晰的视力，当然这项能力会随着年龄增加而明显下降。

（4）视野大，可追踪和注视迅速移动的场景。我们的眼睛叠加可以看到超过 180° 的视野范围，对周边视野的物象改变也能迅速做出反应，并且快速多方位转动眼球追随运动的物体。

（5）超快速传导信号：实时接受信号并以微秒级速率迅速传达到大脑，大脑信息处理后再以微秒级速率传导到各个具体执行的身体部位。

（6）防卫系统：眼球前面有"镜头盖"——眼睑，俗称眼皮，上下眼睑各有一块软骨，眼睑是柔与韧的完美结合，它和睫毛的组合就像篱笆加栅栏一样，让异物不容易进入眼睛。除了前面的眼睑，眼球四周包裹着坚硬的铠甲——眼眶骨，最易受到攻击的外侧壁的骨板尤其坚厚，除此以外，造物主还温柔地在眼球和骨壁之间加了很多柔软的脂肪作为缓冲垫，眼球 USB 线——视神经更是完全在骨头的包绕里走进大脑，除非严重的外力导致骨壁骨折扎伤或者挫伤视神经，一般的碰撞都尽在保护中。如果有快速运动的物体向眼睛飞撞而来，我们可以迅速判断其大小、速率甚至质地，并且飞速传递信息给大脑指挥官，大脑不需要我们立即进行判断，而会迅速从既定程序中挑选出运行程序来执行，包括迅速闭眼、转头躲闪以及手臂遮挡等条件反射来应对。这套既定程序是我们生而有之的，对于不会说话更不会测视力的婴孩，观察他们是否会闭眼躲避靠近眼睛的物体，是医生判断婴幼儿有无视力的有效办法之一。

（7）自我清洁系统：眼睑里的副泪腺可以随时不间断分泌泪液来滋润眼球表面，泪液里的溶菌酶是一种"生化武器"，可以消灭大部分细菌病毒等不良访客。当有异物入眼或者环境异常时，泪腺受刺激，迅速分泌出大量泪液来冲刷眼球表面。当顽强的微生物继续入侵引起感染时，眼表的结膜会充血变红，大量抗炎物质和细胞会聚集起来攻击病原体，此时出现的大量分泌物就是战死沙场的白细胞了，所以我们所说的"眼屎"其实是英勇白细胞战士的"遗骸"和脏东西的混合物。

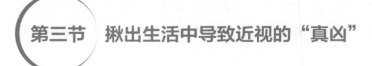

第三节　揪出生活中导致近视的"真凶"

了解了眼睛为"看清事物"自带的如此多高级的功能后，很多家长还是有同样痛心的经历和感叹：孩子总是说看不清，眼睁睁看着自己孩子的近视度数一年年上涨却无能为力。为什么眼睛这么精密的仪器还会出现近视的问题呢？到底是什么原因导致近视的发生，又有哪些因素促进近视度数的增长呢？本节我们将一一盘点。

一、近距离用眼时长是主要元凶

有人认为，近视的发生是符合达尔文进化论的。远古人类的生存主要靠狩猎及躲避野兽的追捕，这些都是看远处的行为，很少需要用到看近处的精细操作。而现代人近距离用眼时间骤增，所以我们进化成为看近清楚、看远不清楚的近视者。这乍一听似乎有些道理，但物种的进化是需要很多的代次，并且不断将不适合生存的基因携带者无情淘汰才遗留下来适合生存的基因。如果要用进化论来解释这一问题的话，除非所有不近视的人群在生育年龄之前都被自然淘汰了，或者携带有不近视基因的人群很难生存下来，这显然是不符合现实情况的。但通过这个思路，人们试图把近视逐渐归为一种社会行为学的疾病，认为是因大量的近距离用眼才让我们的近视者越来越多。

现实生活中，很多成绩好的孩子或者成天抱着书不撒手的小书迷们更容易早早戴上眼镜。20 世纪 90 年代，我国近视的人并不多见，戴眼镜的小朋友还特别受欢迎，显得很有学问，连家长都愿意让自己的孩子跟这样的"小学霸"交朋友。笔者也曾偷偷羡慕班上少数几位戴眼镜的同学，希望早点能加入他们的队伍。进入初中之后笔者也开始近视，戴上每年都在加厚的眼镜片，但却再也没有当初的兴奋和期盼，反而深刻感受到了近视的苦恼。我国从 21 世纪初开始号召给孩子"减负"，许多人都坚定地认为是课业负担太重才让孩子们过早出现了近视，事实证明也的确如此。研究证实，近距离工作时间越长，近视患病率越高，每周近距离工作时间增加 1 小时，近视的危险性会增加 2%，每日家庭作业时间大于 2 小时已经明确是初中生近视的危险因素。

孩子的眼球外壳比成人的柔软，球壁的伸展性也较大，就像一个薄壁的气球，很轻易就能被吹起来。我们在第一章中介绍假性近视时提到，近距离用眼时间过长会引起眼部肌肉调节的痉挛，也就是眼内肌肉抽筋，眼球长年累月处于高负荷状态，为了给我们获得清晰的照片，其前后径，也就是"眼轴"会变长，以弥补眼内睫状肌调节力的不足，"假性近视"就会成真。如果"长期近距离用眼"这一诱因不解除，眼内压力也会一定程度地升高，从而加速眼球的变长，气球越吹越大，直到成年期才得以踩住刹车，逐渐停滞。

另外，近视度数的增长和身体的发育一样，并不是稳步增长的，而是忽快忽慢，有猛进期，也有平缓期，研究显示在青少年 10 岁、15 岁和 18 岁左右会有 3 个快速增长期，这与 3 个时间点和学业压力的增加期暗合，并且这个增长期的出现时间有低龄化的趋势。

长期近距离用眼即使对于成年人也会加剧近视度数。有研究对比了一批 20 岁左右的年轻科研员，发现工作中需要长期使用显微镜的那些科研员，相对于不需使用显微镜的科研员，其近视度数还会增长。因此，在学业竞争最激烈的东亚会出现居高不下的近视率。

二、电子设备绝不是枉背黑锅

进入信息化时代，各种电子产品让人目不暇接，家长们都有同感：能让"充电五分钟，通话一整天"的孩子们安静片刻的"最佳武器"就是电子产品了，平板电脑、电视、智能手机，随便扔给孩子一个就能给父母一晌宁静。

电子设备渗透到我们生活的方方面面，有研究表明，现在的孩童从 6 个月大时就已经开始观看父母的智能电子产品了，许多孩子两三岁就能熟练玩转数字媒体设备。对十几岁的青少年来说，每天花费 5 ～ 7 个小时左右的时间在电子屏幕前观看视频、玩游戏或使用社交媒体非常常见，这还不包括许多网络教学或者学校作业中使用电子设备的时间。

每次在门诊带着视力下降的孩子来就诊的家长常常会说：就是看电视、看手机太多，眼睛都看瞎了！

那么电子设备冤枉吗？

虽然没有直接的研究证据表明电子产品的使用与近视发展之间是怎样的线性或非线性关联，但间接证据非常多。我国对 6 省市 6 万多名中小学学生的抽样调查中显示，"父母限制看电视时长"的学生患近视的危险度是不被限制者的 0.717 倍，"不使用计算机"的学生患近视的风险是使用时眼距显示屏距离 < 66cm 者的 0.758 倍。统计结果很明显提示：计算机显示屏与眼的距离、电视机尺寸大小、父母限制看电子屏幕的时间等均是中小学生近视的影响因素。

不可否认电子产品为我们的生活带来了便利，但过度使用电子设备给孩子视觉健康带来的风险也是无法回避的，具体的原因如下：

（1）大屏幕：电脑、电视等大显示器。研究文献里将每日要在电脑这些电子屏幕前工作生活 4 小时以上的人群，定义为某种疾病的高发人群，这个疾病称为"视频终端综合征"，顾名思义，它是因为视频终端而引起的各类不舒适的症候群。具体是什么症状呢？最主要的表现就是眼睛酸胀干涩，甚至头昏眼花。孩子也会有"视频终端综合征"吗？事实证明，孩子久坐看电子屏幕，不仅会出现成人有的各种不适，更会导致近视加速发展。由于看电视时，屏幕是唯一注视目标，所以孩子会长时间持续盯着屏幕，导致眼内睫状肌一直处于微调状态，长期紧张会诱发肌肉痉挛，很容易陷入前面描述的"假性近视——弄假成真"的恶性循环。

（2）小屏幕：手机、平板电脑等电子产品的特点是轻巧，屏幕较小，使用距离为 20～30cm，而儿童推荐的阅读距离一般要求大于 30cm，所以长时间使用这些设备相当于长时间近距离用眼，而且电子设备的闪屏需要孩子的眼睛一直保持紧张状态才能看得清楚，所以近距离看手机等电子产品的危害比近距离看书的危害更大。同时，所有屏幕放映的内容不管是动画片还是游戏都比较吸引孩子，让他们过于专注。研究显示，专注地看电视或手机时，我们的眨眼次数只有正常情况或看书时 1/3～1/5。每次眨眼都可以给眼睛表面均匀地覆盖一层稀薄的泪液，冲刷掉有害的组织，泪液里的溶菌酶也会保护我们眼球表面的正常微生态环境。看得太专注而忘了眨眼，会让眼球表面的眼泪质量直线下降，引发儿童干眼。儿童使用电脑时的姿势和平时看书不同，不仅需要抬头正视整个屏幕，而且需要更多地睁开双眼平视前方，加之与自然光相比，电子产品光谱成分不均匀而且有频闪，需要睁大眼睛且长期固定注视，这一行为会加速孩子们眼泪的蒸发，加剧干眼问题。有些孩子不停地眨眼揉眼，就是因为干眼的干涩疼痛所致。当然，除了近视，眼睛过敏或者其他感染炎症、倒睫毛等情况都可能导致孩子挤眼睛或揉眼睛，一旦有这样的问题，应该到医院寻求专业的帮助。

三、户外体育锻炼能控制近视吗？

很多人应该有此体会，到高中时在整个班的"眼镜同学"之外，少有的几位不戴眼镜的同学多是体育生。

关于体育锻炼对于近视的影响方面，目前大多数研究表明增加锻炼时间,尤其是户外活动时间可能有助于降低近视的发生率。调查发现"学校安排体育活动"的学生患近视风险是不安排体育活动学生的 0.779 倍;"每日体育锻炼时间≥1 小时"较"<0.5 小时"的学生疑似近视风险减少。长时间户外运动是减少近视发病的保护性因素,而且根据年龄划分后的统计结果显示,每日体育锻炼 1 小时以上对小学生的近视控制效果更好,运动类型对近视率没有影响。

后文我们将详细说明,足够的阳光照射对近视的发生、发展是一种免费且有效的抑制措施。动物实验也已经证明,阳光可能引起视网膜释放多巴胺,从而延缓眼轴增长,控制近视度数的进展。另外,户外活动时间减少的学生,大部分时间仍然在学习,也就是将户外运动的时间用于持续近距离用眼,所以看近处的负担更重了。

中国台湾有一项有趣的研究,为了控制近视,每过 40 分钟会给上课的孩子们强行"断电",强制关闭电脑,把他们赶去操场,后来发现这样的举动对近视的控制也是有效的。此时你是不是会想起曾经躲过的那些广播体操以及总是被剥夺的体育课?为了让孩子不患近视,应多鼓励他们到户外参加锻炼活动,这将让孩子的一生受益匪浅。

四、睡眠质量和时长也会影响近视度数?

在青少年身心发育过程中,睡眠的质量足够好是一个公认的重要因素。良好和时长足够的睡眠与近视的发生、发展也息息相关。视网膜生物钟和视网膜昼夜节律参与调控眼球的生长发育过程,而睡眠行为的改变导致昼夜节律紊乱可能是近视的原因之一。也有科学家认为,睡眠不足会引起植物神经功能紊乱,进而影响眼睛局部的交感与副交感神经，使眼睛睫状肌调节功能受影响，进而引发近视。我们同样用数据说话，睡眠时间与近视发病率呈负相关，即睡眠时间越长越不容易发生近视，而睡眠时间越短越容易近视，"睡眠时间 <7 小时者"患近视危险度是"每天睡眠时间 9～11 小时者"的 3 倍。

在另一项调查里显示，中学生里近视的同学睡眠障碍的出现率明显高于不近视的同学，他们睡眠质量相对较差，白天更易困倦和精力不足。近视大于 600 度或近视时间大于 5 年者，睡眠障碍的患病率是最高的。

近视和睡眠呈现出一荣俱荣、一损俱损的关系，所以对中小学生一定要保证他们充足的睡眠和良好的睡眠环境。如果孩子已经近视了，更要关心他们睡得好不好，睡眠时间够不够？为了学习而牺牲睡眠，从长远看是得不偿失的。

五、地区GDP与近视有关系吗？

我国大样本的流行病学调查显示，近视的高发省份集中在东部沿海地区，如江苏、山东、浙江，而近视的低流行区多分布在东北、西南和西北地区等经济欠发达的地区。发达地区和省会的学生学业竞争相对更大，近视的危险因素更多。

还有一个有趣的城乡对比结果，也可以间接佐证经济发展对近视的影响。比如，居住环境周围有高大建筑物的孩子较居住在平房的孩子更容易近视，城市学生近视患病率也显著高于乡村学生。究其原因，可能是城市学生更早更频繁地使用电子设备，接受阳光照射的时长、强度均较农村孩子少，城市学生的整体生长发育也比农村孩子更早。

第四节 孩子成绩差，可能是眼睛的错

近年来常常有一些社会新闻报道家长陪孩子做作业时发生心梗。先不管其真实性，很多家长面对成绩不好的孩子时的确会痛心疾首，"哀其不幸，怒其不争"。有些孩子检查视力时明明双眼都很好，却总会抱怨一看到书本就眼胀头痛，无法正常阅读学习。他们是假装的还是的确有此痛苦呢?下面介绍几种视觉相关的疾病供家长们参考。

一、斜视是什么?

斜视，简而言之就是眼睛歪了，双眼没有办法同时看向目标，是眼球外的肌肉发育异常，控制双眼聚合或者散开时失控。斜视可以是一只眼睛歪，也有可能是两只眼睛轮流歪，这是不同类型的斜视。斜视的最大问题就是双眼不能够同时使用，一方面影响外观；另一方面也影响双眼视觉功能发育。如果发现眼球位置有异常应该尽早就医，医生可以用一些简单的工具判断有没有斜视，分析引起的原因后，再判断需要配镜治疗还是手术治疗。

在此也要提醒一下各位家长，斜视不一定是那种特别明显，一眼就能看出来的歪眼，有一些间歇性的斜视是不容易被发觉的。间歇性斜视是指患者平时基本可以控制眼睛不斜，但是使用眼睛一段时间后，用眼疲劳时就容易出现斜视。除了水平方向的斜视，还有垂直方向的斜视，一只眼睛高，一只眼睛低，这种斜视的度数一般不会很大，患者有时候会出现歪头、斜着眼睛看的症状，因为头和脸的歪斜，可以帮助他补偿斜视造成的视觉影响，医学上又称之为"代偿头位"。经常有患者来就医，多是因为身边的人告诉他，"你总是歪着头斜着眼跟人说话"。

以上提到的斜视都是较为容易观察到的显性斜视，一经发现建议尽快干预治疗，如果医生建议手术也不要过于担心和犹豫，斜视手术时间较短，主要是机械性地挪动有问题的眼外肌肉的眼球附着点位置，或者是将肌肉部分延长与缩短。尽早矫正斜视，对儿童的视觉功能发育、避免弱视的发生都有重要的意义。

除了不幸的小部分人有以上的显性斜视外，其实我们每一个人都有隐性斜视，只是程度和情况不一而已。一般情况下隐性斜视的存在并不会影响生活，因为我们都匹配了一个"集合能力"来智能矫正隐性斜视的问题。如果因为某些原因导致的集合能力不足，就容易出现视疲劳的症状，如视物模糊、眼痛流泪，甚至看东西重影、头晕头痛等。

二、眼球的运动能力也会影响学习成绩

我们之前提到的验光查视力关注的是单眼视功能，而两只眼睛即便功能非常正常，如果不能协调配合使用，也无法拥有正常的视觉生活质量。现在的科学发现，如何使双眼均衡发展、一起使用，较单眼视力正常而言是一个更高维度的科学问题，对此也有很多需要深入探索的地方。

除了集合能力，我们前文还提到每个人都具有不同的调节能力以适应看近看远切换的需求。调节能力会随着年龄的增长而下降，不同的年龄段有其参考的大概范围。调节能力的不足同样会出现集中精力用眼就会觉得特别累，伴随头晕头痛或者视物模糊的视疲劳症状。有的孩子甚至会说看一会书就看不清楚了，上午

起床还好，但到下午就头昏眼胀或者看字全挤到一块，上下行叠在一起，根本分不出一个个的字形来，或者书写能力不好、字的间隙大小不等。这样的孩子学习起来真是很痛苦，所以学习成绩自然很差。

其实调节能力和集合能力都可以通过测量获得，如果觉得孩子有这样的问题，或者视疲劳症状很严重，家长应该予以理解和重视。要判断孩子是否有调节和集合能力问题，需要到眼科专科医院或者较大的眼科中心挂斜视弱视专科，用图 2-3 中这种综合验光仪就能帮助医生准确判断被检测者调节和集合的能力有没有问题。同时需要提醒的是，长期近视者如果不戴眼镜很容易诱发调节功能的障碍，所以我们建议近视患者还是要常戴矫正眼镜。

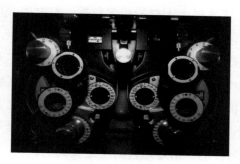

图 2-3　综合验光仪

三、如何提高眼球运动能力？

如果调节和集合能力确实有问题，可以准备看近、看远两幅不同度数的眼镜，若要从根本上解决问题，医生会建议进行一定的视觉功能训练，帮助恢复正常的调节集合能力。视觉功能训练需要由专业医生制订方案和时间计划，非常像健身房的教练先为你测量身体数据、体脂率、BMI 以及各部位肌肉运动能力，再为你提出一个方案。可喜的是，眼睛肌肉功能的训练似乎并不比减肥难多少，按照医生的步骤和要求，绝大部分孩子都能获得正常的调节集合能力。弱视的小朋友 11 岁以前进行针对性的视功能训练，完全可以摆脱弱视这个能力缺陷达到正常视力。需要提醒的是，很多号称视力康复机构打着治疗近视的旗号，实际上做的是视觉功能训练，对于调节集合能力正常的小朋友而言，视觉功能训练不仅不能帮助他们获得更好的功能，反而可能加剧近视的发展，因此，近视不可治愈，高度警惕所有号称可以治疗近视的机构，花了冤枉钱是其次，影响孩子的眼睛发育可能留下更大的遗憾。

那么对于成年人视觉训练管用吗？据文献报道，不管是儿童还是成年人，及时予以正确系统的视觉功能训练都有显著作用，但研究中鲜有 25 岁以上人群的相关数据。有时候我们会畅想，未来会不会有专门针对过度用眼人士的眼球运动套餐，或者是眼球健身房，将一些简单有效的视觉功能训练方法推广开来以缓解现代人长期使用电子屏幕带来的视疲劳症状，甚至延缓老花眼的出现。当然，这需要更多专门针对此目的来进行研究并筛选、推断以便证实功能训练的必要性和有效性，也需要对参与者长期跟踪随访，以判断这样的作用是短暂的还是长久的。

在此我们也做一个小小的调查：如果未来真有这样的"眼睛健身套餐"，您的期望是怎样的？您愿意花多少时间、多少经费在眼睛的保健上呢？

四、关注孩子有无读写障碍

有的孩子能认识一个一个的字，但是在脑海里没有办法把它们连成一句话，也无法理解这句话的意思。有的孩子，能读也能理解，但就是无法准确表达或者将其写出来。这些障碍各有名称，分别称为"失读症""失语症""失写症"等。这些问题都属于视觉相关的精神心理问题，也有一些是脑部结构异常导致大脑功能障碍，发生率并不高，细心的家长一般都能够发现。如果孩子出现这类问题，尽早治疗，请医生找到病因，对症训练是解决问题的最好办法。

第五节　看不了"3D电影"也是一种眼科疾病吗？

有些人看不了"3D电影"，无法感受这个越来越热闹的世界，他们无论是在日常生活中还是在看电影时，都没有办法获得立体的感知。

看"3D电影"需要立体视觉，也就是第一章提到的一种双眼共同工作、并且平衡协调的能力。

一、如何检测我是否具备看"3D电影"的能力？

前面我们提到的小测试中闭上一个眼睛，用笔盖来追笔头就是一个例子。我们小时候也有一段时间流行过看立体的图片，如买一本杂志回来，它的最后一页总是花花绿绿的，但当你找到一个诀窍凝神观看时，就能看出隐藏在无序密码中的"小惊喜"，其实这就是一个立体视觉测试图。在实际生活中，眼科的斜弱视专科通常有专门的工具，如图2-4所示，通过佩戴左侧这种红蓝镜片眼镜，若可以看出右侧图中的立体图案，便证明立体视觉正常。立体视觉测试图可以用来帮助我们快速测试有无立体视觉，以及判断立体视功能是否正常。

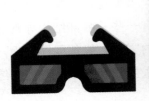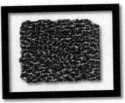

图 2-4　立体视觉红蓝眼镜（左）和立体视觉测试图（右）

测量立体视觉的时候我们通常会佩戴图 2-4 中左侧所示的红蓝镜片眼镜。测试者只要能看出图内凸起或凹陷的图案就说明有立体视觉。检测图会设置成一套，简单读图后就可以大致了解有无立体视觉以及立体视觉的等级。

有些"3D 动画"为了增加观众的融入感，喜欢营造飞石溅来、触角伸出等特效，如果您的孩子下意识躲闪，那么可以初步判断他应该是有立体视觉的。如果对这样的特效没有任何反应，那么很可能他根本看不出立体的感觉，也提示需要及时就医。

立体视觉的核心是双眼各司其职，而且互相配合。我们不管朝哪个方向看去，双眼所见的视野范围有一部分重叠，还有一部分是不一样的。我们可以简单认为两只眼睛照下来的是两个不同的照片，不仅视野范围不一样，视物角度也是不一样的。两只眼睛拍下两张照片后，通过视觉传导途径这个 USB 线传入大脑，我们高级又高效的大脑会实时自动把两张照片融合成一个立体的物像环境，这就是立体视觉。

立体视觉是双眼视功能的一项重要评估指标，是较"一维视觉功能——视力"更高层次的"二维视觉功能"。没有立体视觉，除了感受不了"3D 电影"，生活中也会有一些影响，比如开车容易剐蹭，倒车总停不进去，对空间距离感把握不好。现在某一些专业的报考是对立体视觉有要求的，如建筑、美术专业，甚至外科医生，若没有立体视觉的考生是不允许报考这些专业的。

二、看不了"3D电影"的原因是什么？

如果两个眼睛一只正常，另一只视力较差甚至有弱视，那么双眼视物时，拍摄的照片清晰度不同，一张很清晰，另一张很模糊，这种差距超过了大脑这个计算机的自动拼接融合范围，大脑就会特别难受，导致出现两个影像或重影，甚至产生恶心感。

另外还有我们前面提到的斜视或者单眼弱视。斜视度数如果比较大的话，两个眼睛同时拍摄的照片重合率就会非常低，视野范围也很不一致，大脑就没有办法把两只眼睛摄取的信息自动融合。

人类的适应力非常强，这样的不可融合的状态不会长期存在，必须想办法加以解决。大脑想出的办法就是自动屏蔽那个视力差的眼睛传入的物像，不接收那个不清楚或者畸变的图像，这时候我们脑子里的就只有单一眼睛的像，所以造成这样的人群就没有立体视觉。"3D电影"的拍摄就是模拟了我们人类双眼视物的特点，对同一拍摄场景，用两台成一定夹角的摄影机同时拍摄，观看"3D电影"时，戴上一副特殊的"3D眼镜"，就像图2-4中的红蓝镜片眼镜一样，可帮助我们双眼分别获得这两个摄像机拍摄的影像，然后在大脑中融合，并且利用立体视觉让我们产生"3D立体感"，而没有立体视觉的人感知不到"3D电影"的魅力。

另外，我们知道近视者配的眼镜是凹透镜，凹透镜除了帮我们将折射光线投射到视网膜上，它还附带一个缩小物像的属性。如果您近视，现在可以将眼镜取下来放在一个物体前面，此时从镜中看到的物像是不是比实际的物体的体积要小呢？眼镜度数越高，缩小的倍率就越大。所以我们可以设想，如果一位近视者，但是其双眼近视度数相差特别大，比如一只眼睛100度，另一只眼睛400度，那么即便他的所有视觉功能都正常，双眼透过镜片同时拍摄的相片也会一个大一个小，这种大小的畸变，如果差距比较大，我们的大脑就没有办法融合。那么这种大脑无法融合的界限是多少呢？眼科学界普遍认为的是 250 度，所以我们将双眼屈光状态相差 250 度及以上称为"屈光参差"。屈光参差的患者框架眼镜选择比较尴尬，如果只给度数低的眼睛配眼镜，那么相当于放弃度数高的眼睛，长此以往，度数高的眼睛被大脑屏蔽传入的信号等于废用，不仅没有立体视觉，废用的眼睛还有可能会外斜出去，非常影响美观。那么给双眼都配上验光得出的度数可不可以呢？这样就会出现我们前面提到的双眼物像大小不等的问题，大脑也会产生强烈的不舒适的感觉，包括恶心头晕、下楼梯摔跤等，患者常常没有办法适应这样的一副眼镜。长此以往，大脑同样会自动屏蔽一个眼传入的物象，造成和第一方案一样的单眼视物后果。

那么这种情况就没有办法解决了吗？答案是有的。隐形眼镜和近视眼手术可以为这类人群提供很好的出路。框架眼镜不同度数引起的大小差异，是因为框架镜片离我们角膜有一定距离，所以在改变光线折射率的同时，也会引起物象大小的变化。而隐形眼镜紧紧覆盖在角膜前方，近视眼手术是在角膜或者是眼球内部手术，它们可以基本只改变光线的折射，而不影响物象的大小。所以如果从小就发现双眼屈光参差，可以选择佩戴隐形眼镜，维持双眼视觉功能的同时发育，到成年后如果条件允许，可以做近视眼手术，从根本上解决这一困扰。事实上对于很多更为严重的患儿，如单眼先天性白内障摘除晶体后的无晶体眼导致的高度远视，医生也会给予类似方案。

除了先天性原因或发育原因，还有一些后天的因素也会导致立体视觉的丧失。比如，有些人在头部受到外伤后，或者是部分糖尿病、高血压患者会很明确地跟医生表示，从某个时间点开始，突然出现双眼看东西有重影，无法下楼梯、走路容易摔跤等症状。这是因为外伤，或者是脑局部缺血或小的梗塞，导致支配眼睛运动的脑神经出现障碍，无法协调双眼同时运动的结果。这种情况也应该尽快就医，除了到眼科，还需要到神经内科就诊。

没有立体视觉或者立体视觉不好的人群，如果早期发现，分析病因后针对病因处理，必要时加以辅助的视觉训练，在儿童时期是可以挽救并逐步建立正常的立体视觉的，而成年人经过训练再获得立体视觉的可能性很低。因此，再次提醒家长关注孩子的视力变化，定期去专业的眼科进行完备的眼科检查，以免给孩子的未来留下遗憾。

眼科急诊室解析

小小年纪，高度近视

经检测，眼科急诊室那位 8 岁 800 度高度近视的孩子眼轴前后长度已经达到 27mm，结合他的近视度数和发展速度，医生认为他很可能是病理性近视。对孩子而言，排在第一位的致病因素当然是遗传基因，父母两人均为近视，孩子本身发生高度近视的可能性就极大。而且，在近视的发病初期，由于家人没有引起足够重视，未给予正确合理的验光配镜，更没有排查生活中容易诱发近视的"雷区"，每日看手机，使用 iPad 时间至少 2 小时，缺乏室外活动，这些因素都导致了近视的迅猛发展。

对这名高度近视的孩子，笔者的建议是先完善检查，查查眼底视网膜是否已经出现病变，之后明确告知家长，近视度数一定还会涨，我们的目的是尽可能延缓近视的增长速度。建议家长严格限制孩子看电子产品的时间，注意室内采光亮度，减少不必要的近距离阅读，每日尽量保证 1 ~ 2 小时以上的户外活动时间。

如果经济可以负担，建议抽血检查家庭基因，看看有没有突变基因导致低龄高度近视。当然，即便有基因突变，现阶段也没有办法使用基因疗法治疗这名高度近视的孩子，只能用于指导优生优育。

如何延缓近视的发展，让我们关注下一章内容。

科普加油站 "近视基因"哪家强?

阅读完本章内容，我们其实都知道了这个问题的答案。近视基因当然是中国人更强。很多中国人，尤其是汉族人的血液里就流淌着近视的基因。

来自新加坡的一个研究组报道，新加坡华人高度近视患病率明显高于印度裔、马来西亚裔两个族群。那么到底是什么基因导致了中国人更易近视呢?

很遗憾，目前结果并不明确，并不是因为近视的致病基因太少没有找到，而是在研究中发现致病基因太多太复杂，很难像其他疾病一样，用一个或者少数几个染色体基因的突变来解释近视，尤其是高度近视的发生。

现在的主流观点认为600度以下的中低度近视为"多基因遗传病"，是由遗传和环境因素共同决定的。后天环境因素，如长期近距离阅读或工作，对中低度近视的形成关系巨大，而大量研究认为高度近视是单基因遗传病，也就是说高度近视就像英国皇家的脱发基因一样，代代相传。

高中生物课中我们学习过孟德尔的遗传规律，那么近视是怎么遗传的呢?迄今为止，全世界找到了符合孟德尔遗传规律各种亚型的近视，包括常染色体隐性遗传、常染色体显性遗传和 x 连锁隐性遗传、多基因遗传等，通俗来说，有的家族是高度近视的父母传给自己的孩子；有的父母是非高度近视，而孩子出现高度近视；还有的家族是传男不传女，甚至出现隔代遗传。近视的基因遗传也尤其复杂，在不同的人种中常常发现不同染色体突变基因，这说明高度近视是由多个染色体协同决定的。

迄今为止，全世界已经发现 17 个染色体上的几十个近视相关基因位点，还有很多基因位点作为高度怀疑对象被纳入科学家的审查范围，近视的遗传基因以 MYP（近视英文 Myopia 的缩写）为编号命名，收录在《人类孟德尔遗传》中，如果你感兴趣可以在网站（www.genenames.org）上搜索到。

第三章　近视的预防和眼睛的保健

【眼科急诊室】　眼睛也会晒伤吗?

　　傍晚时分,演员小新被同事搀扶进了眼科急诊室,她今天在剧组的戏份很重,今天她拍摄的内容是在舞台表演里的戏中戏片段,镁光灯照射下的小新眼睛通红,伴随刺痛,并且止不住地流泪,直至完全睁不开眼睛,无法继续工作。

　　经过检查,医生判断小新是因为镁光灯强烈照射引起的眼睛损伤,导致角膜上皮脱落。原来,强光也会损伤眼睛。

　　那么除了皮肤需要防晒,眼睛是否需要防晒呢?在本章中您能找到答案。

第一节 孩子如何科学预防近视？

近视的致病因素似乎无处不在，这也导致了我们居高不下的近视率。根据这些近视的病因，我们一起来捋一捋家庭生活中那些可能导致近视的环节。

一、培养好的近距离学习习惯

近距离学习是近视发展的危险因素，此处不再赘述，如何避免其危害，需要从以下几个方面着手。

首先，控制近距离学习每次持续的时间，每 30 ～ 40 分钟一定要停下来远眺一下，让我们的眼内肌肉放松 5 ～ 10 分钟。小学四年级到初中毕业这一阶段是近视发展的迅猛期，要尽可能给孩子减负，减少不必要的近距离用眼时间。这往往也是家长最难取舍的部分，一方面担心孩子的近视度数越来越高，一方面因为竞争压力会给孩子报各种课外辅导班。在此，建议大家分清主要矛盾和次要矛盾，600 度以上的高度近视很容易造成视网膜脱离、黄斑病变等疾病，这些眼病都很可能致盲。如果孩子近视发展已经非常迅猛，那么家长确实应该好好权衡成绩和健康孰轻孰重。

其次，培养良好的读写习惯，写字时歪头、握笔时指尖距笔尖近（＜ 2 厘米）的青少年近视患病率较高。良好的读写习惯包括三个"1"：握笔的指尖离笔尖"1"寸（3.3 厘米）、胸部离桌子"1"拳（6 ～ 7 厘米）、书本离眼"1"尺（33 厘米），保持读写坐姿端正，不在行走、坐车或躺卧时阅读。家长可以借助各种矫形椅、书写辅助工具来帮助孩子养成好的习惯。同时需要提醒的是,如果孩子已经近视了,最初的表现就是看书会不自觉地拉近,此时应该提高警惕并带孩子去医院验光检查,明确是否出现近视。

还有一些近距离学习模式可能会被家长忽视。研究显示,弹钢琴的孩子更容易近视,主要是因为钢琴的练习需要长期面对字体很小的琴谱。所以家里如果已经有高度近视的爸爸妈妈了,那么对于孩子的兴趣选择时需要考虑这些问题。若家有琴童,也建议家长把琴谱放大倍率后打印出来。如果孩子已经近视,练琴的时候一定要嘱咐他戴上眼镜再练习,如果有凑近看清楚的习惯需要及早矫正。

二、增加户外活动时间

提倡在学龄前如幼儿园时期就开始增加孩子户外活动的时间,如果有条件,应鼓励孩子每天至少保证户外活动 1 ~ 2 小时。当然,户外活动贵在每日坚持,所以平日学习、周末外出疯玩两天的模式也比不上每日细水长流地拥有两小时日照的效果好。

三、控制电子产品使用

(1) 1 岁以内的婴幼儿尽量不要接触电子屏幕,3 岁以内的孩子每日看电子屏幕时间不要超过 30 分钟。其他青少年要尽可能减少不必要的电子产品使用。

(2) 对于大儿童或者青少年,应当鼓励他们在虚拟世界和现实世界之间保持平衡,以防沉迷于电子产品的使用。

(3) 不要将平板电脑或智能手机等设备在睡觉前带到床上使

用，并尽量避免在睡前 1 小时内观看液晶屏幕中的内容或玩游戏，这都可能让孩子兴奋而干扰儿童睡眠。还有研究表明，液晶屏幕发出的蓝光可能也会让人难以入睡。

除此以外，美国验光协会推荐"20/20/20 规则"，即每隔 20 分钟就把目光从屏幕上移开，盯着 20 英尺（约 6 米）以外的物体至少 20 秒。此外，孩子应该每小时离开屏幕前至少 10 分钟。家长可以购买孩子喜欢的卡通计时器来帮助他们养成良好的习惯，甚至也有软件程序可以定期关闭屏幕。

（4）得眨眼。看电子屏幕时，家长需要鼓励孩子多眨眨眼。笔者有一位师弟申请了专利，在眼镜框上安装微电极，如果检测到佩戴者长时间未眨眼，微电极就会轻微放电，刺激产生一次眨眼动作。这听起来很有意思，创意也很棒，现在他已经将这个产品开发面市，还加上了许多其他检测功能，如孩子的姿势、每日照光度等，这些数据都可以及时收集，以便家长进行监测，也可以提交给专业的眼科医生制定个性化近视防护方案。

（5）调整恰当的屏幕高度和亮度。当孩子要使用电子设备时，应为他们调整电子设备的高度和位置，以确保他们在使用时体态和距离都是正常的，保证尽量平视屏幕。应根据外部环境调整屏幕的亮度，并且打开周边照明光源。

四、增加室内采光照明

据某空军学校的统计，在昏暗灯光下或手电筒下看书是导致学员近视发生率增高的显著原因，改善这一条件在近视防控中取得了明显成效。读写应在采光良好、照明充足的环境中进行，孩子读写时一定不能只开台灯，而应该在书房安装明亮的顶灯。学习时应该顶灯和台灯一起开，才能达到要求的桌面照明亮度。数据显示，使不使用护眼灯对近视的发生似乎并无影响。当然，护眼灯也有优劣之分，需要亮度足够，明亮而不刺眼，确保质量过关。

五、充分的高质量睡眠

据国家卫生健康委统计，73%的中学生每天睡眠时间不达标，控制睡眠环境的噪声和亮度，建议在尽量黑的环境下保证每天8个小时以上的有效睡眠。

六、避免高糖饮食

过多摄入糖及高碳水化合物还会造成血钙减少，影响眼球壁的坚韧性，致使眼轴伸长，造成近视的发生和发展。爱吃甜食的孩子不仅容易蛀牙，也更容易近视。锌、铜、维生素C、维生素E、β-胡萝卜素、ω-3脂肪酸（包括DHA）、铜、叶黄素和玉米黄质对眼睛健康至关重要。所以除了控制甜食的摄入，平常也要多吃一些鱼类和水果蔬菜，不可偏食。

七、关注心理发育

孩子心理发育不健康同样会影响视力发育。父母吵架、打骂甚至虐待孩子，都可能导致孩子产生心理疾病，从而引发视力障碍。曾经有父母带孩子来看病，说孩子见父母一打架就失明，这类情况心病还需心药治。其他方面，中医疗法眼保健操的作用迄今仍争议纷纷，没有明确的证据证明它有效，在使用上便见仁见智了。

第二节　成年人怎样合理保护眼睛？

成年人，尤其是长期面对电脑的人群，总是容易感觉到眼部不适，那么生活中有一些小窍门可以帮助他们更科学地用眼。

（1）多闭目养神，劳逸结合。除了闭目休息，也可以遵循"20/20/20 法则"，即每看近 20 分钟，向 20 英尺（6 米）外远眺 20 秒。

（2）提醒自己多眨眼。当我们专注地看书或电子屏幕时，眨眼次数会明显减少，应提醒自己主动多多眨眼，用泪液滋润眼球表面以辅助我们更持续地拥有清晰视力。

（3）调节屏幕位置。电脑屏幕的高度最好和我们平视前方时的高度一致，太高会让眼睛睁得过大增加泪液蒸发，过低会让颈椎受到很大压力。最理想的屏幕摆放距离是离眼睛 2.5 倍对角线长度以外，比如 28 英寸彩电的对角线长度是 71cm，那么沙发最好摆放在电视机 71cm×2.5=1.7m 以外。如果家里是 40 英寸的大彩电，出于对视力的保护，看电视时候最好隔屏幕 2.5m 以外。

（4）调整屏幕亮度。屏幕太亮和太暗都会导致视疲劳，现在有很多软件可以帮助我们的电子产品随着外界环境及时间自动更改亮度，不妨一试。

（5）少用射灯，少在超高亮度环境下工作或者生活。许多演员都有严重干眼症，就是因为长期镁光灯的照射加速泪液的蒸发，引发严重干眼。

（6）用不闪频的 E-ink 电子书或纸质书替代闪频的电子屏幕。眼睛会不断微调以适应电子屏幕的闪频，如果需要长期阅读，建议在明亮的光照下选择如 Kindle 类的电子墨水电子书或者纸质书，这样更不容易出现视疲劳。

（7）巧用加湿器。在冬天暖气房或者其他干燥地区，很有必要配备加湿器，尤其对于已经感觉眼干涩的电子屏幕使用者。如果加湿器都不能缓解的眼干涩，除了购买使用人工泪液外，可以搜索"湿房镜"，它是一种结合普通眼镜和游泳眼镜的中间产品，很多外观做得美观且实用，还可以帮助我们留住眼睛表面的泪液，最大限度地减少泪液蒸发。

（8）特殊环境要佩戴护目镜，包括但不限于阳光下戴防 UV 的墨镜，看特殊光谱光线或者激光时使用专门的光谱防护眼镜，电焊工作一定要戴防护眼镜。曾有孩子因为误看电焊或者被激光笔射到眼睛而双目失明，无法医治，特别让人遗憾和心疼，所以一定告诉孩子，电焊的光不要看，激光笔更不能拿给孩子随意把玩。另外，护目镜也可以防止多尘环境异物入眼，建筑行业从业人员常备也能极大地减少异物溅入眼内而致盲的风险。体液和血液包括泪液都能传染病毒，护目镜也可以有效地隔离病原的传播。

第三节　预防近视方法大辟谣

一、防蓝光眼镜有用吗？

现在各种电子产品基本都有防蓝光相关产品，如防蓝光眼镜、防蓝光手机贴膜、电脑屏幕贴膜等。那么蓝光真的需要我们全方位狙击吗？

其实，太阳光里就有蓝光，我们的电脑、手机等电子屏幕也会发射蓝光，蓝光对我们的眼睛是好是坏呢？配备防蓝光眼镜，以及电子屏幕贴膜有意义吗？

在实验条件下，我们确实发现高强度持续照射蓝光会对视网膜造成损伤，但在实际生活中，这一结果并没有很好的指导意义，因为生活中能够接触到的蓝光剂量太低，并且我们眼睛中的晶状体会过滤掉大部分的蓝光。当我们将蓝光剂量考虑进去来评判其对眼睛的风险时，并没有发现蓝光对眼睛有致病性。

那么现代生活中人们常常是电子设备不离手，长期暴露在屏幕前，累积的蓝光会不会对眼睛有害呢？研究也证实，阻挡蓝光后，没有发现对眼睛视网膜有什么保护作用，所以防蓝光眼镜的作用相当鸡肋。另外，为了检测防蓝光产品的效力，笔者在电商平台，购买了三款不同品牌、不同价位的防蓝光手机膜和一款价格中上的防蓝光电脑屏幕贴膜。使用蓝光笔简单检测后发现，这款防蓝光电脑屏幕贴膜基本上可以过滤掉绝大多数蓝光，而三款防蓝光手机膜却没有一款可以真正阻挡蓝光。在将证据跟手机膜店家沟通后，每一家都急速退款，回复也几乎一致：店家并不知情，都是从厂里统一拿货，并会反馈给厂里。在此，也提醒已经购买了同类产品的朋友们，面对市场上滥竽充数的情况绝对不容忽视。

其实蓝光作为阳光的一部分，对维持人们正常的生活还是有一定意义的。蓝光是阳光中的一种短波长光，相关研究发现，短波长光可以抑制近视的发展。另外，蓝光可以帮助我们形成更好的色觉感受，可以促进正常生物钟的建立，甚至在某些国家还用它来治疗季节性抑郁症。

综上，不推荐购买使用防蓝光眼镜及其他防蓝光产品。

二、枸杞、蓝莓、胡萝卜，到底吃什么能预防近视？

关于食疗，多年前美国加州大学一位华人教授曾说在他的最新研究成果中发现枸杞提取物确实可以改善视功能。这听着是不是感觉到了一个中药的崛起契机呢？但是后来就再没有什么下文。笔者猜想其销声匿迹的原因就在于所有中药都会遇到的难题，即如何在一个有效的方子里找到最有意义的那一种成分，以及如何将这个成分分离提纯？西药的制药逻辑是不允许含混的，可以是青霉素，也可以是青蒿素，但是不能说是枸杞提取物这么笼统的概念。

从现代医学的角度看，"食疗"就是一个伪命题。比如，吃枸杞对眼睛好，那么平时吃 3～5 颗肯定是不起作用的。每次生吃一大把，也许离有效浓度还差十万八千里。即便有效成分浓度能达到，但其他未知的无效或者有害成分也可能达到作用浓度，由此出现副作用。

如何科学养生，做个快乐"吃货"呢？迄今的科学研究证明，唯有"合理搭配，均衡饮食"。根据美国年龄相关眼病研究（AREDS）的结果，美国眼科学会推荐了几类"护眼"食物，包括鱼类、坚果和豆类、芝麻、柑橘、绿叶蔬菜、胡萝卜、红薯、牛肉和鸡蛋。这些食物中富含锌、铜、ω-3 脂肪酸（包括 DHA）、维生素 C、维生素 E、β- 胡萝卜素、叶黄素和玉米黄质等营养素，可降低 25% 的眼部健康风险。

但是，这些营养素如果过量摄入也会引起副作用，如过量服用维生素 C 会导致血栓或结石，过犹不及。因此，我们推荐从食物而不是从药剂中摄取，只要均衡饮食，不仅可以达到推荐的剂量，也不容易出现过量摄入的情况。

三、眼保健操，中医穴位有效吗？

推行了十几年的眼保健操、中医的穴位针灸等方法都没有按照现代医学的方式进行研究与报道，所以无法评价其功效。因为西医的研究体系要求，当需要研究某一个变量指标时，需要保证其他因素以及方案全部一致，而眼保健操每个人揉搓的穴位位置、时长、轻重都不一样，针灸等治疗更是因人而异，所以仅有的已发表文献中对于近视的中医疗法也不置可否，既不能证明它有用，也不能证明它没有用。

笔者的建议是：没有伤害的话可以一试，但效果就不用期待太高了。

第四节　眼科最常见的疾病科普

除了近视，每个人或多或少会遇到一些眼部问题，有的会影响视力，有的会影响美观。这些常见问题中，哪些是严重的，哪些只是生命中无关痛痒的"过客"呢？对哪些疾病我们不够重视，对于哪些疾病又过于紧张呢？下面我们一起来谈谈眼部的这些"不速之客"。

一、麦粒肿是因为看了不该看的东西？

几乎每个人都有过这样的经历——早上起床突然发现眼皮红肿，眨眼时还有异物感和疼痛，自己伸手摸一摸眼皮，可以碰到一个明显的触痛点，就像眼皮上长了一颗痘痘，这就是麦粒肿。

许多人总是开玩笑地说,长麦粒肿是因为看了不该看的东西,其实它就是一种眼睑皮脂腺或睑板腺体急性化脓性的感染,发病的原理和长痘痘相差无几,都是腺体开口急性堵塞,腺体内产物排泄不出来,细菌大量繁殖引发的感染。

麦粒肿很容易被观察到,即使是小朋友也会有比较明显的症状,不容易误诊,如图3-1所示右眼麦粒肿,女孩右眼眼皮红肿3天伴随疼痛,不能触碰,有明显的波动感,左眼皮正常。由于很多人认为这个病很常见,并没有予以足够的重视。但是麦粒肿的进展有时候极其迅速,两三天就能迅速发炎肿大,在皮肤面或者眼内的结膜面出现白色小脓点甚至破溃,流出许多黄白色的豆腐渣样脓性物。脓液排出后,麦粒肿会好转较快或者自行痊愈,但是会在破溃的地方形成瘢痕,如果破口在皮肤表面还会影响美观,在眼内的结膜那一面破溃后的瘢痕也可能导致周边腺管破坏,增加复发的风险。

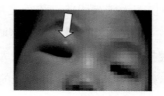

图3-1 右眼麦粒肿

那么得了麦粒肿应该怎么办呢?

首先,应该尽快就医。医生会根据病情给予一定的抗生素眼药水,这个病不需要全身口服抗生素,更不需要输液,全身使用抗生素能够到眼睛局部的少之又少。治疗越早,越容易将病变控制在局部,也更容易被治愈,完全好转后也不会影响外观。

其次,忌口也很重要,辛辣刺激性食物,海鲜、烟、酒都可能加剧麦粒肿的生长。出现麦粒肿可以适当用热毛巾局部热敷,热敷帮助扩张腺管，促进脓液走正常通道排出，而不是"被迫造反，另谋出路"。

还需要强调的是出现麦粒肿时千万不要去挤它，不光会很疼，而且在挤压过程中，脓液和细菌可能入血，眼皮上有丰富的血管网，入血的细菌极容易到达眼眶内甚至颅内，造成整个眼眶严重感染的眼眶蜂窝织炎，甚至是脑部的脓肿，那么区区小病也有可能致命。

绝大多数人都是极偶尔会出现麦粒肿，但有小部分人群反复多发麦粒肿，这就说明眼皮腺管的整体状态不佳，也有可能是一些特殊的原因，如睫毛根部被螨虫感染。螨虫可以通过共用床上用品传播，除了出现麦粒肿它还会引起眼痒、睫毛脱落或者乱生。如果怀疑自己有螨虫感染，可以到医院检查，同时勤换床单被褥也是一种预防的好办法。

即使不经过治疗，很多麦粒肿也能好转或者消失，但有一部分急性炎症反应虽被我们身体的免疫系统给控制住了，但其产生的脓液和腺管的分泌物却无法被吸收，浓缩之后形成干酪样的"豆腐渣"，像一颗莲子一样被包裹在眼皮中。这时候虽然疼痛消失，但我们总是很容易触摸到一个或多个小粒且大小不一。这种情况便叫"霰粒肿"，热敷和用药已经没有很好的作用，如果想去除它就必须手术，将囊壁切除，将里面的豆腐渣清除掏空。

无论是麦粒肿还是霰粒肿，反复的发作都证明眼睛表面有持续的炎症反应，如果不妥善处理，好好治疗，那么腺管的分泌功能受到影响，未来干眼的症状会出现的较早，而且比较严重。

二、结膜炎、巩膜炎、角膜炎、虹膜炎傻傻分不清楚

在门诊中，很多人总是抱怨，眼睛的"膜"太多了，医生告诉我某个膜发炎，但是我记不住啊。问诊的回答各式各样，让人

啼笑皆非。下面让我们来说说眼睛中的各个"膜"，看看它们的炎症有什么简单的区别办法。结膜、巩膜、角膜和虹膜结构示意如图3-2所示。

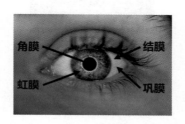

图3-2 结膜、巩膜、角膜和虹膜结构示意

（一）结膜炎

首先最常见的是结膜炎，结膜就是我们眼白部分覆盖的一层薄薄的组织，有一些细小血管，受到外界刺激或者炎症感染时，小血管会充血扩张，表现出来就是眼睛红了。结膜炎是眼科最常见的疾病，每个人都有经历眼红、眼痒的情况，这些都是结膜炎的表现。大多数结膜炎都较为轻微，只要分清病因，治疗也很简单，一般不会导致严重的问题，也不会影响视力。

有一些中老年人清早起床会发现眼睛出血，红了一大片，很吓人。如果没有视力下降，那么这一片红的原因是结膜下出血，如图3-3所示，眼白部分严重发红，看上去很恐怖。其原因也就是结膜的某一个小血管破裂，出血并聚集在结膜的下面，实际就跟皮肤的淤青一样，不需要特殊治疗，半个月到一个月慢慢吸收就好。但如果在短期内反复出血，并不是说明眼睛出现了问题，而是说明血管的脆性发生改变，或者提示凝血功能出现问题，这时医生会建议患者走出眼科诊室，来到内科测血压并且检查凝血功能。

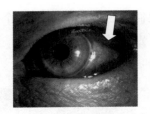

图 3-3　结膜下出血

（二）巩膜炎

结膜下方覆盖的白色组织是巩膜，巩膜是眼睛最外层坚硬的外壳，由排列致密的胶原和弹力纤维构成，其本身仅有极少数的血管和神经穿行，所以当巩膜有炎症的时候，它本身依旧是白色，但它表面覆盖的结膜会因为炎症的刺激而充血变红。

巩膜炎并不多见，绝大多数病人都和全身异常的免疫状况相关。有时我们在巩膜上发现一些色素沉着，其实是巩膜上的"痣"，并不会有任何影响，但如果色素部分在短期内迅速扩大或者隆起，要小心痣的癌变，当然也不用太紧张，因为巩膜的癌变非常少见。

（三）角膜炎

角膜就是我们常说的黑眼珠，其实它是透明的，就像眼睛的镜头，角膜上的神经非常丰富，一旦发生炎症会有剧烈的疼痛并伴随刺激性流泪。视力下降是角膜的报警反应，提醒我们角膜开始感染炎症，一刻都不能等，需要及时就医。角膜炎症的原因非常多样，细菌、真菌、原虫、支原体、衣原体感染，过敏、类风湿关节炎、干燥综合征等局部和全身免疫反应都可能引起不同的角膜炎症和溃疡，鉴别和治疗角膜炎也是对眼科医生一项较难的考验。角膜炎的治疗周期一般会比较长，很多严重的感染在控制后也会遗留角膜瘢痕，使这一块的角膜失去透明性，严重影响视力，所以在出现症状时不要耽误，及时就诊是控制角膜炎及其并发症的最好办法。

（四）虹膜炎

虹膜是光线进入眼睛的一道大门，它的收缩决定了瞳孔的大小。虹膜上有色素，不同人种的虹膜颜色深浅不一，让我们直观的体会就是眼睛的颜色不同，亚裔人群都是棕黑色，高加索人群会出现蓝色、绿色的虹膜。白化病患者除了皮肤很白，他们的虹膜和毛发一样会出现脱色素的改变，所以他们的头发是黄色，眼睛是蓝色。

虹膜的炎症常常和全身的免疫状况相关，发作时的表现是视力模糊、畏光，反复的炎症发作后，部分虹膜会脱色素，弹性下降，并且和前部及后部的组织粘连使瞳孔丧失活动性，也容易诱发白内障。因此，医生会交代虹膜炎的患者去风湿免疫科等其他科室排查全身免疫疾病，平时也应注意减少虹膜炎的诱发因素，反复发作的虹膜炎一定会造成视力的下降，需要患者提高警惕。

三、每个人都逃不开白内障的宿命？

白内障就是晶状体的混浊，只要活得时间够长，每个人都会出现白内障，就像医学院的老师所讲：只要活得时间长，绝大多数人都会得癌症。

当我们出生时，晶状体是透明的，如果在母胎时期宫内感染或者某些遗传基因异常会出现先天性白内障，表现为晶体的部分或者全部混浊，混浊的位置和形状各式各样，只有在瞳孔区域的混浊才会遮挡入眼的光线，影响视力，此时需要尽早手术，不然会终生影响患儿视力。有些混浊在晶状体的周边部分，在不散瞳的情况下很难发现，也不影响视力，不需要任何处理。

先天性白内障只是一种不大常见的白内障类型，我们每个人都可能会得的白内障叫"老年性白内障"，因为"老年"一词让人产生不适，所以现在更名为"年龄相关性白内障"，顾名思义，这类型白内障和年龄相关。一般来说，年龄越大，白内障越混浊，对视力影响越大。据 2018 年屈光性白内障手术新进展国际会议公布的数据显示，我国 60～89 岁人群白内障发病率约为 80%，90 岁以上人群白内障发病率高达 90% 以上。

为什么白内障的形成会和年龄相关呢？当我们刚出生时，晶状体就像一个透明的硅胶盘，非常富有弹性，晶状体的四周 360° 由极细的韧带和眼内肌肉连接，相当于悬挂在眼内，当肌肉运动时，会带动晶状体的形状变化，引起晶状体折射度数变化，给我们的感觉就是看近看远随心所欲。但晶状体不是一成不变的，它是在持续生长变化的，生长方式就是在盘缘有一圈干细胞，不舍昼夜地产生出新的晶状体细胞。但是问题来了，晶状体的表面有一层透明的囊袋包裹，所以新产生的细胞也无处可去，只能和已有的细胞在囊袋这个空间里挤挤了。随着年龄增长，囊袋里的细胞越积越多，密度越来越大，出现挤压交叠，这时候晶状体就由之前的透明状态变得越来越黄，弹性和形变能力也逐渐下降，我们自己的感觉就是"老花出现了"，看远看近不像之前那么自如调节了，如图 3-4 所示白内障患者的晶状体浑浊发白，严重影响视力。

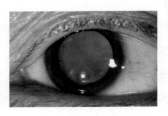

图 3-4　白内障患者的眼睛

晶状体越变越黄会影响视力，画家莫奈晚年因患白内障，视物偏黄、晦暗，像在大雾中一样，这一定程度上也影响了莫奈的绘画风格。眼科医生人为地根据晶状体的老化混浊程度将年龄相关性白内障分为初发期、未成熟期、成熟期和过熟期，很多人听老一辈说白内障一定要等成熟期才能做，这在现在看来是完全过时的。很早以前，白内障手术是由中医进行，叫"金针拨障"，白居易曾写诗描述其过程："盒中空燃决明丸，金针一拨日大空"，也就是用细针伸入眼睛，根据经验将晶状体周边的悬韧带拨断，混浊的晶状体无法悬挂会掉到眼内，瞳孔处的遮挡被解除了，光线便得以进入眼睛。但是掉落的晶体会随着眼球运动而到处晃荡。这个晃荡过程在现代称为"晶状体全脱位"，容易造成视网膜脱离等并发症，引起失明，即便手术成功，患者因为失去了相当于1 700多度的晶状体，需要佩戴很厚的酒瓶底眼镜才能部分恢复视力。因此，当时患者也是要等到几乎失明，白内障程度严重到忍无可忍时才冒险接受手术。20世纪70年代为毛主席操刀的眼科中医专家唐由之教授后来也多次描述为主席手术时，术者和患者的紧张心情。之后最常用的西医手术方法是将晶状体连同外裹囊袋一起取出来，切口有十几毫米长，白内障成熟的情况下更有利于手术操作，手术后需要将伤口缝合，术中或者术后出现感染的风险较大。

而现代的手术方式则是微创手术，切口仅有3mm左右，甚至有的切口只有1.8mm大小，用相应的眼科器械伸入眼内，在晶状体外裹的囊袋上开个小口，用超声头将混浊的晶状体粉碎乳化后自囊袋开口吸出，再将惰性材质的人工晶状体卷曲后用特定的推注器推入眼内，人工晶体具有形状记忆功能，入眼后会自动展开，手术不需要缝合，绝大多数患者术后第二天即能获得很好的视力。现代的这种超声乳化白内障手术技术适用于还不是很成熟的白内障，成熟期的白内障会质地坚硬，需要更大的超声能量和超声时间，会对眼内结构造成额外损伤。这时医生可能会无法选择微创手术来去除白内障，转而被迫选择大切口手术，不仅手术损伤大，术后效果也大打折扣。

所以建议读者，不需要等到"白内障熟了"再手术，如果医院的检查结果显示，加上镜片后最好的视力低于 0.6 就可以考虑手术了。当医生告知可以手术后，过多的拖延只会加大手术难度，不利于术后恢复。如果晶状体过度成熟甚至会在囊袋内溶解，溶解后的晶状体会诱发严重的眼内免疫反应，出现葡萄膜炎或者青光眼，严重影响视力。

除了年龄以外，糖尿病、高血压以及某些药物、电离辐射等都可以引起晶状体细胞变性，加速白内障的发展，因此，有的人在 80 岁才需要手术，而有些人在 40 岁时就需要手术了。就现代技术而言，白内障除了手术治疗，其他办法都收效甚微，尤其是局部使用眼药水，对于控制白内障发展几乎无效。2016 年我国中山眼科中心的刘奕志教授和美国加州大学张康教授等学者合作研究的"细胞介导修复晶状体"课题在国际最负盛名的《自然》（Nature）杂志发表，并被《自然医学》（Nature Medicine）列为2016 年全球"再生医学领域"最重要的突破性成果。也许在不久的将来，白内障手术技术又将迎来革命性的进展。

四、我会不会得了青光眼？

（一）什么是青光眼？

我国早在隋唐时期就认识到了青光眼这种疾病，并且详细描述了青光眼急性发作以及晚期的症状和表现，时称"绿翳青盲"，后中医也称之为"绿风内障"，这和日本的"绿内障"称谓异曲同工。不同于白内障，青光眼并非每个人都有概率得，它的发生概率更大程度取决于家族的基因。

青光眼发生的基础是眼内压力增大，我们的眼睛就像一个水池，一边产生水，一边排出水，视神经和眼睛的连接处就像池底的一个塞子，眼内水液的产生和排出均衡，眼内的压力就稳定在正常范围内，而某些原因造成眼睛产水过多或排出不畅，抑或稳定值预设太高等原因，都会造成眼内压力增加，压迫"池底塞子"视神经，造成神经元的丢失，引发不可逆转的视力损伤。

青光眼主要分为开角型和闭角型两类，最可怕的一点在于，它的发生是隐匿的，尤其是开角型患者，通常在不知不觉中发生视力受损。这个受损过程不像白内障有明显感觉，青光眼患者常常无法感觉到视力下降，因为它是从视野的周边往中央侵蚀，即使到了晚期，很多患者的中央视力仍然很好，甚至可以看到1.0，而视野却非常窄，正应了那句"管中窥豹"，看东西就像从细管内往外窥探。眼科界规定，视野小于10度和视力非常差一样，都属于"盲"的标准，可以领取残疾人证。所以青光眼被称为"视力的小偷"，悄悄窃取我们的周边视力，真是"今日割五城，明日割十城，起视四境，而秦兵又至矣"。当周边视野全部损伤后，最终中心的仅存视力就像风中的蜡烛，一阵小风就被吹灭，视力也就完全丧失了。因为视神经不可再生，整个丢失过程都是不可逆的，待到警觉之际已经是亡羊补牢为时晚矣。因此，我国古代医典中就认识到，青光眼的治疗要趁早，控制力度要辣手且强力。

而另一类"闭角型青光眼"的患者则常常有预兆，表现出急性大发作过程，具体症状为视力下降伴随剧烈的头痛、眼痛甚至呕吐，很多患者以为是脑部问题，常常就诊于神经内科，延误病情。现在神经内科医生也配合得很好，出现疑似病患，首先眼科测量眼压以排查青光眼。

在急性大发作之前，绝大多数人都有偶尔小发作，表现为看东西有彩虹光晕，视力下降，眼睛发胀，鼻根或眉弓酸胀。每次急性大发作都会引起视力不可逆的大幅下降，此时若及时就医，还有控制青光眼发展的机会。

（二）这么可怕的青光眼应该如何预防呢？

青光眼的病因迄今还不明了，但在人群中呈现家族性聚集现象，所以如果直系家属明确患有青光眼，那么无论有无症状都应该去医院排查青光眼。另外，有些老年人的白内障成熟后会发生膨胀，即使没有青光眼家族病史，也同样可能诱发青光眼的急性发作。一些外伤或者眼内缺氧炎症同样会诱发难治性青光眼的出现。先天性青光眼的儿童患者最容易延误治疗，致盲率非常高，家属往往不能接受这一诊断，因为小患者眼压高，而年幼时眼球外壁巩膜又很软，容易因为内部压力高而扩张，因此先天性青光眼的小患者往往眼睛又大又圆，水汪汪、亮晶晶，特别水灵漂亮，家长起初不认为这是病，导致很多先天性青光眼的孩子基本上是看不见了才就诊，让医生扼腕叹息，回天无力。

很多的眼科体检项目里包含了简单的青光眼排查，如果疑诊青光眼，绝不可大意轻视。早期的青光眼使用眼药水就能控制眼压，阻止其进展，如果眼压控制不力则需要手术治疗。一旦诊断为青光眼，就是一个长久的标记，需要终身接受治疗。

五、眼部微整形，要美不要风险

现在越来越多的人选择微整形，以追求更美的自己。作为医生，绝对不反对追求美的行为，但是建议要注重科学。

（一）双眼皮手术

很多人问我双眼皮能不能割，其实双眼皮手术在成为整形手术之前已经被广泛地应用在倒睫毛或者上睑下垂的患者矫正中，手术非常普及，手术方法也比较简单。当然，涉及美容范畴时，双眼皮怎么开，具体做多少则完全取决于受术者自己的要求，以及术者的审美，偶有术后眼睛一直疼痛流泪的患者，检查才发现术中有缝线暴露在极隐蔽的位置，术后一直摩擦角膜，导致角膜的损伤甚至出现溃疡，所以选择有经验、有资质、负责任的医生非常重要。因为眼睑皮肤非常薄，术后的水肿和瘀青会持续很长时间，所以如果想做双眼皮手术，一定要做好术后 3 ～ 6 个月双眼皮都会严重肿胀的心理准备。

（二）玻尿酸

玻尿酸现在可谓是微整形界的"万金油"，哪里不好填哪里。在玻尿酸刚开始兴起时真是风光无限，一针下去，鼻子也挺了，皱纹也没了，失去的胶原蛋白仿佛"砰砰砰"都回来了，最关键的是，过几个月它就被身体吸收了，所以即便一次效果不满意也有重来的机会。这项"方便无害"的技术，似乎除了贵没有别的缺点，然而对于某些人来说，注射玻尿酸可能是一个噩梦的开始。近年来，眼科界陆续报道注射玻尿酸致盲的病例，那么玻尿酸为什么会致盲呢？

答案在于我们的面部有极其丰富的血管网，复杂但高效。面部的静脉和其他部位静脉最大的区别是没有"静脉瓣"。在面部以外的其他区域，静脉每隔一段都有一个静脉瓣，就像一个单向的阀门，让血液只能朝着心脏这一个方向流淌，不会出现反流。而面部缺少静脉瓣，所以在面部肌肉的运动挤压下，很容易产生逆流，所以不难理解为什么有的人挤了个鼻子的痘痘就住进ICU，甚至因此送了命，这是因为细菌进入血液并逆流到脑引发感染。玻尿酸本来是注射在皮肤下不进入血管的，但有时候注射时操作不当进入血管后，大分子量的玻尿酸就会在静脉内阻塞血管，轻者引起局部缺血症状，重者阻塞大血管导致失明，甚至出现类似脑梗塞或肺栓塞的症状，那可真是爱美不成反要命了。

因此，玻尿酸的注射也不能贪便宜，一定要找有资质、有经验的医院和医生进行，有经验且负责任的医生基本不会发生栓塞的问题。

（三）去皱针、瘦脸针

很多人被医美广告震撼，只需要打针就能让皱纹消失，大肉脸变瓜子脸。这类去皱针和瘦脸针打的是肉毒素，是一种肉毒杆菌分泌的神经毒素，也是人类已知最强的毒素，比我们常听到的剧毒氰化钾要强一万倍，比眼镜蛇毒强十万倍。1mg 的纯肉毒素就可以毒死 2 亿只老鼠。

如此剧毒，怎么成为了美容"神药"？ 1990 年，加拿大眼科医生报道了稀释浓度后的肉毒素具备神经毒性，可以让支配面部肌肉的神经失效，让过度收缩的肌肉放松下来，面部皱纹也随之消失，这一神经麻痹过程在 3～6 个月会缓慢失效，这一篇报道引发了医美界的肉毒素革命。2002 年，美国食品药品监督管理局正式批准稀释 40 万倍的肉毒素制剂 Botox 用于改善额间皱纹。世界上最毒的毒药，摇身一变成了风靡全球的最美药剂，最大胆的编剧都不敢写的剧本却成为现实。

除了医美用途，肉毒素还被用于治疗长期的眼睑痉挛等疾病，因为它的高效且效果可逆而备受推崇。因此，肉毒素只要使用得当还是较为安全有效的，选择正规场所，由具有行医资格的专业人士进行注射操作，对于注射的安全至关重要。

眼睛也会晒伤吗？

答案是肯定的。眼睛会被强光晒伤，当然也需要好好防晒。

国际权威医学杂志《新英格兰医学杂志》发布的一张照片，一位工作了28年的卡车司机，左边的脸部皮肤因为常晒太阳而出现明显的老化，似乎比起右边脸老了20岁。这张图片是紫外线伤害的实证，也引发了大众对于紫外线光损伤的广泛讨论。

目前已知的和紫外线暴露直接相关的眼部疾病包括翼状胬肉、白内障、眼底视网膜黄斑病变、眼睑及结膜的肿瘤等。翼状胬肉高发于那些有大量户外活动的人群，我国的日光大省海南同样也是翼状胬肉的高发省份，即便接受了手术切除翼状胬肉，医生也会告诫患者要注意眼部防晒，以免出现翼状胬肉的复发。比如，图3-5箭头指向内眼角处翼状胬肉长入黑色角膜，如果继续发展会向黑眼珠角膜中央生长遮盖瞳孔，导致视力严重下降，即使手术也会留下瘢痕，所以翼状胬肉手术要及早进行。

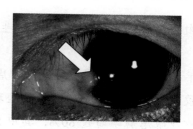

图3-5　内眼角处白色的翼状胬肉长入黑色角膜

除了紫外线，其他强光也可以引起眼睛的干涩、疼痛、红肿甚至直接失明。比如，演员常面对的舞台镁光灯、相机的闪光灯、外科手术时的无影灯、珠宝柜台的照射灯或者电焊光、激光笔的激光等。常常有相关的从业人士未注意保护眼睛，轻者出现疼痛流泪的症状、严重者角膜上皮大片剥脱感染，更有不幸者被强光灼伤视网膜造成永久视力丧失。电视剧《金枝欲孽》中如妃的雪盲症是真实存在的病例，电影《希波克拉底的誓言》中盯着电焊光看导致失明的小朋友在急诊也不少见，心痛之余要告诫读者，强光下一定做好眼睛的防晒！

那么眼睛如何防晒呢？最好的办法当然就是选配一副好的墨镜，在强光下活动或者在炎热明晃的夏日，一副墨镜就是眼睛最有力的保护。当然，即便没有强烈日照，钓鱼、滑雪等有大量反射光线存在的情况下，专业的滑雪镜或者墨镜也是必须的。

当然墨镜并不需要每日佩戴，因为它不仅减少紫外线的摄入，也同时减少了可见光的摄取，可见光可以帮助我们维持正常的生物节律，刺激眼球的正常发育，在日光并不强烈的季节，建议不戴墨镜，让眼睛沐浴阳光。

科普加油站　中国对世界眼科界的最大贡献
——沙眼病原体的发现和攻克

有些患者眼红就诊时，总会疑惑地问医生：我是不是得了沙眼？

稍微上了些年纪的人们都记得曾经沙眼肆虐的日子。沙眼有传染性而且可以致盲。20世纪四五十年代，全球有1/6的人口感染沙眼，中国农村沙眼患病率超过80%，其中5%的人群因沙眼而成为盲人。沙眼是我国当时排在第一位的致盲眼病，甚至有"十人九沙"的说法。

沙眼初期会出现眼红症状，之后反复发作，在眼睑内侧的结膜面形成凹凸不平的颗粒，形似沙子，因此称为"沙眼"。20世纪中期我国卫生条件差，而沙眼又有很强传染性，所以在人群中大范围流行，最可怕的是当时全世界并不知道沙眼的致病菌是什么，那么针对致病菌的治疗更是无从谈起，无数人在缓慢又痛苦的反复发作中成为盲人。

1955 年，我国著名微生物学家汤飞凡教授在这个领域取得了突破性进展，从鸡胚中分离出了沙眼的病原体并将其命名为"沙眼衣原体"。为了验证沙眼衣原体确实是沙眼的致病菌，他如神农尝百草般将沙眼衣原体种植在自己的眼睛上，40 天未治疗，每日从自己眼睛上取材并记录病情变化,这些结果震惊国际。1981 年，国际眼科防治组织授予了汤飞凡教授"沙眼金质奖章"，并且拟提名他为诺贝尔奖候选人。

"沙眼金质奖章"是我国眼科学界迄今为止的最高国际荣誉，荣誉背后是巨大的福祉，截至 2014 年年底，中国活动性沙眼比率降为 0.19%。2015 年，时任国家卫生计生委主任李斌在世界卫生大会上宣布中国已经消灭了致盲性沙眼。

参考文献

[1] 【全球健康治理·中国贡献】 消灭致盲性沙眼 中国提前"交卷"[EB/OL]. 健康报新闻频道 . 2018-05-16.
[2] 创办湘雅的美国医生胡美笔下的汤飞凡 [EB/OL]. 新湖南 . 2017-10-04.

第二篇

治疗篇
——近视了应该怎么办？

【开篇导言】 近视可以彻底治好吗？

迄今为止，没有任何的仪器、设备、手术方式可以削除或者逆转近视！近视一旦发生，是不能"康复"，更不能被"治愈"的。

2019 年 4 月，国家卫生健康委会同中央网信办、教育部、市场监管总局、国家中医药局和国家药监局六部门联合发文，明确表示不得在近视矫正对外宣传中使用"康复""近视治愈"等误导性的表述，并且卫健委发言人向公众明确表态：截至目前，我们医学上还没有"治愈"近视的方法。

那么近视了应该怎么办？怎么控制近视继续发展？怎么舒适地和近视共存共生？怎么选择合适的框架或隐形眼镜？这一篇我们来详细聊一聊。

此部分内容是专为有小朋友的家长而写的，因为成年人已经没有办法进行近视的预防和控制了。对成年人来说，"我能想到最不浪漫的事，就是和自己的近视一起慢慢等待老花"。

医生和科学家孜孜不倦研究并验证各种方法来控制近视的意义就在于，200 度的低度近视和 1 000 度的高度近视后果是绝对不一样的。高度近视是把眼睛的状态置于一个高危的位置，各种并发症一经启动便纷至沓来，轻则易视疲劳，无法集中精力学习工作，重则视网膜脱离，黄斑病变，甚至眼球萎缩而彻底失明。

因此，控制孩子近视的终极目的是，要么推迟近视的发生，要么控制最终的度数，尽量避免出现高度近视。在后面的章节，笔者会详细和大家分享现在已知的有效控制近视发生、发展的办法，并且一起来探讨为了控制孩子的近视，我们可以做些什么。

第四章　儿童如何科学控制近视发展？

【眼科急诊室】　"神药"阿托品的副作用

小米近视了，妈妈听说0.01%阿托品眼药水是"神药"，有控制近视发展的作用，而所在地没有这款药，特意托人从境外代购了回来，刚给小米点上没两天，小米就出现了眼睛发红，有异物感的症状。妈妈急忙带小米来到急诊，并且带上了小米的"神药"——阿托品眼药水。经过详细检查后，医生告诉小米妈妈，小米是对阿托品眼药水成分过敏，建议暂停使用。

小米妈妈困惑了，阿托品眼药水可是朋友吹嘘的控制近视的"神药"，为什么一用就会出问题？难道代购的是假药？小米还能不能用阿托品眼药水了？应该怎样正确使用呢？在本章中您能找到答案。

第一节　如何建立儿童眼睛发育档案

我们每年都会监测孩子的身高和体重，观察他们的发育情况，但有多少家长会每年关注孩子眼睛的发育状况呢？如果连孩子眼睛的基本情况都不了解，何谈控制近视发展呢？

一、为什么要为眼睛建立发育档案？

人类从婴儿期到青春期后，眼球也会随着骨骼、肌肉一起生长发育，眼球前后径也就是"眼轴"也随着发育从短变长，伴随着整个面部一起长大。眼球的生长发育期，我们将其分为两个阶段，0～3岁是快速发育期，3～18岁是缓慢发育期，到成年时眼球基本停止生长，之后一直维持原眼轴。所以除非"病理性近视"，其他近视者不论度数的高低，都会在成年后逐步停止发展，我们所谈到的控制近视发展，也只针对儿童和青少年。

绝大多数人近视的发展都是和眼轴长度呈线性相关的关系，也可以简约估算为眼睛长度每增长1mm，近视度数会增加300度。那么眼轴有没有正常值呢？当然有。经过大样本的估算，眼轴在22～24mm之间，眼球基本上处于"正视"状态，也就是说既不近视也不远视；而眼轴短于22mm时，眼球处于远视状态，越短即相应的远视度数越高；当眼球长逾24mm时，开始处于近视状态，眼轴越长，近视度数越高。

我们在第二章"远视"部分提到了两个问题：第一个问题是，根据现在与30年前的数据对比，我们的孩子越长越高，但眼球增长发育也越来越快，6～7岁的孩子平均眼轴已经达到正常值22毫米，在接下来的青春期，毫无疑问眼球会继续增长，若孩子迈入近视阶段，度数则会逐渐增高；第二个问题是，我们提到的"远视储备"概念，远视储备就像每一个孩子的父母在银行为孩子存下的经费，花得越快，越早开始近视，花得越慢，越晚开始近视，甚至可能不会出现近视。

数据显示，7～16岁是青少年发育的高峰期，同时也是近视发生及发展较快的时期。简单来说，如果在儿童6岁的时候，还能有300度的远视，那么这一大笔远视储备就很可能决定了他在未来的生活中不会近视。

因此，建立眼睛发育档案的重要性就在于定期观察眼球的长度，测量眼睛的准确度数，看看是否还有远视储备以及远视储备还剩多少。如果已经近视了，可判断近视每年增长多少度。如果使用了某些控制近视进展的办法，效果如何呢？这些问题都需要依靠定期的近视相关检查，并且记录存档。

值得庆幸的是，我们国家也开始高度重视0～6岁这一快速发育期儿童的视力情况，不仅发文以确保2019年起0～6岁儿童每年眼保健和视力检查覆盖率达90%以上，而且计划逐步推动建立电子档案，随儿童青少年入学实时转移和动态管理。

这当然是非常好的政策支持，但对于全面掌控孩子眼部发育状况，还是远远不够的。那么我们来谈一谈，作为一名家长，要如何正确又经济地为孩子建立眼部发育档案。

二、怎样为孩子眼睛建立发育档案

（1）时间选择。建议儿童从3岁起，每年检查1～2次，直到成年。如果有特殊情况，当然按照医嘱复查。每年检查的时间建议选在寒暑假，这样即便使用阿托品长效散瞳检查，这个周期可能需要 2 到 3 周时间，在寒暑假也不会影响学习。

（2）筛查地点选择。如果想要经济实惠，就去公立医院，挂眼科的小儿斜弱视专科或者屈光专科。大的眼科中心还会有专门的隐形眼镜验配中心。如果没有分科这么细，普通的眼科主治医师号也足够筛查。如果时间有限，也可以选择贵一点的私立医院，就诊前需要详细查阅医生的从医资质。

（3）筛查内容。就诊的时候可以告诉医生"我带孩子来看看有没有近视"，医生会为孩子检查以下内容：

（一）眼科基础检查

主要包括测视力、裂隙灯显微镜检查、测眼压、测眼位、眼球运动检查和眼底检查。这一部分可以检查孩子眼部的基本情况，排除结膜炎、角膜炎、先天性或青少年型青光眼、先天性白内障、晶体半脱位、斜视等情况。如果这一步检查有问题，将会往疾病相关亚专科分诊。公立医院眼科基础检查这一部分，检查总费用在 100 元以内。

此部分需要注意的是，需要尽早教会孩子查视力，一般 3 到 4 岁的孩子可以开始学习使用 E 字视力表。在就诊之前也要给年幼的小朋友进行心理建设，告诉他们检查过程不会疼痛，医生只是帮忙看看眼睛里有没有小虫子。孩子配合得越好，检查就会越细致。还有一些眼睛疾病是发育性的、进展性的，所以每年这些检查都是最基本的，必不可少。

（二）散瞳验光

散瞳验光可确定孩子此时的眼睛度数，判断是近视还是远视。此部分需要注意的是，每年的验光检查，都建议孩子要散瞳，具体的原因我们在第二章已经详细提到，孩子的自我调节能力很强，不散瞳直接验光可能会导致很大的误差。另外散瞳方案是 7 岁以下儿童需要阿托品散瞳；7 ～ 12 岁的儿童，根据医院和医生的判定，可以使用阿托品或者环喷托酯散瞳；12 岁以上的青少年可以使用托吡卡胺等快速散瞳药物。环喷托酯和托吡卡胺这两种眼药水可以到医院在散瞳检查前由医生点上，起效迅速，停药后几个小时药效消失，瞳孔就回复正常了。而使用阿托品扩瞳的小朋友家长就需要注意了，阿托品需要连续点药 3 天，每天 2 ～ 3 次后才可以达到良好的散瞳作用；也可以采用每晚一次，用药 7 天的散瞳方案。必须待瞳孔散好后，才可以验光，所以家长可以提前到医院开具阿托品眼用凝胶，按照要求使用好之后，再到医院检查，避免多跑一趟。如果家族里有闭角型青光眼的病人，那么建议先不要自行提前使用阿托品散瞳，等医生检查完，确定可以使用后再回家点药。眼药水开封后不能使用超过一个月，所以每年检查最好是现用现开。

　　如果验光有近视，也准备配眼镜，一定要在瞳孔回复正常后再复验一次，两次结果相结合，医生才能确定最终的眼镜处方。环喷托酯和托吡卡胺这两种快速散瞳眼药水的复验可以选择在初验的第 2 天，阿托品散瞳的复验需要在初验的 14 天后，可以往后推延，但是不要提前。初验和复验加起来的费用不超过 100 元，包括环喷托酯和托吡卡胺眼药水的使用。散瞳用的阿托品眼用凝胶需单独购买，一支大约二三十元。

　　医生也会给不会测视力的小朋友出具检影单，所有验光结果都需要保存好，一方面交给首诊医生，看看现在的眼睛状态和发育情况，另一方面也方便每年的对比。

（三）一些特殊仪器检查

按照检查的推荐优先级排列如下：

（1）A 超：查眼球长度，也就是眼轴。正常范围是 22 到 24mm，6 ～ 7 岁儿童的平均眼轴可以达到 22mm。当然，数值并不是绝对的，重要的是监测动态变化以及每年的增长水平，如果每年眼轴增长的很快，超过 0.5mm，意味着近视也在快速增长。A 超检查大约 20 元左右，有的医院使用另一种眼轴测量机器 IOLmaster，大约 100 元的检查费用。

（2）角膜曲率：测量角膜的弯曲程度。3 ～ 15 岁儿童正常角膜曲率半径为 7.79mm，正常成人角膜曲率半径均值为 7.77mm。儿童随年龄增长，角膜曲率半径呈递减趋势。角膜弯曲度过陡会导致屈光性近视，检查费用大约为 20 元。

（3）双眼视功能检查以及调节与聚散功能检查：这是一系列检查，不是必查项目，医生会给有斜视或屈光参差（也就是双眼相差超过 250 度）的近视患者进行这部分检查。如果孩子有看书易疲劳、看字串行、看一会就眼酸眼胀甚至头晕呕吐等症状，也可以要求医生进行这部分检查。

（4）其他检查：对于高度近视，或者已经出现视力下降问题时，可能要排查眼底视网膜的病变，需要进行详细的眼底检查，这部分应该按照医嘱来选择。

总之，建立眼睛发育档案的目的在于检测孩子的眼睛发育情况。如果发育正常当然最好，发育太快可以想办法控制发育速度，发展太慢也可以想办法促进，发育异常或者偏离既定轨道则需要及时介入治疗。很多眼部疾患都有它的最佳治疗时期，比如弱视在 11 岁之前发现并予以专业训练，基本都可以治愈；有些先天性眼疾的治疗也是越早越好。因此，强烈建议家长们每年抽一到两个半天的时间，陪同孩子完成眼部发育的检查，并且将数据按年龄存档，以便未来比对数据。

第二节 儿童防控近视的"三驾马车"

近视的病因多种多样，所以治疗方案也很多，效果良莠不齐，没有哪一种方案有绝对的优势和颠覆性的近视控制作用，所以青少年近视率还是居高不下，只是近视占比的增长劲头已经明显放缓。近些年来，无论是在基础理论方面还是在临床应用方面，近视的研究都有很多突破性的进展。现在公认的最有效的三种办法，都是通过多年的临床观察数据证明确实有效，所以被称为近视治疗的"三驾马车"，包括户外活动、"OK镜"和低浓度阿托品眼药水。"三驾马车"建议根据情况并驾齐驱，配合使用。

一、马车一：户外活动

当我们到国外旅游时，常常会发现一个现象：日本、韩国、新加坡等国家中近视者比例很高，而欧美国家的孩子，即使是亚裔，似乎戴眼镜的比例也低很多。第二章中我们提到，亚裔人群的基因决定了我们更容易近视，那么除了基因因素，还有什么因素决定了不同地区近视的比例呢？

一个有意思的研究为我们揭示了答案：科学家Rose和她的课题组在新加坡和澳大利亚悉尼市随机抽样了很多华裔儿童，两组儿童都是华裔，那么在近视的遗传特质上是相似的，但澳大利亚华裔儿童近视患病率仅为3.3%，而新加坡华裔儿童则为29.1%。

研究进一步分析儿童们的生活方式发现，原来户外活动时间与近视存在很强的关联性：新加坡儿童平均户外活动时间为每周 3.05 小时，而悉尼儿童则是每周 13.75 小时。另一个对北京市城乡学生视力的研究发现，近视儿童的户外活动时间明显低于非近视儿童，这也证实了户外活动时间和近视的相关性。

那么增加户外活动是不是可以减少近视的发生呢？有研究分析了 20 年内关于户外活动时间与儿童青少年近视的相关文献后得出结论：每周户外活动时间每增加 1 小时，近视发生的风险可降低 1.9%。我国学者们马上付诸实践，联合了 6 所中小学校开展了持续 3 年每个学习日增加 40 分钟户外活动的干预研究，结果与之前报道结果一致：干预组，即增加了户外活动的学生 3 年来有 30% 的孩子发展为近视，而没有增加户外活动的对照组孩子有 40% 的孩子发展为近视，差距相当大。

（一）已经近视的孩子，户外活动能否延缓近视的进展呢？

答案也是肯定的。沈阳市的研究中，将学生分为两组，干预组同学的学习日上午、下午各增加 30 分钟户外活动时间，12 个月后干预组同学的视力明显优于未增加户外活动的对照组同学。许多研究者在不同地区和不同年龄阶段的孩子中得到了同样的观察结果，都证实增加户外活动时间对儿童近视的发生发展具有阻滞作用。

那么户外活动是如何影响近视发展的呢？原理是什么？主要对眼睛哪部分起作用呢？很遗憾，迄今为止这些问题也没有明确的答案，但据观察到的结果，可以肯定的是，户外活动对儿童的眼轴过度生长有阻滞作用，并且充足的户外活动时间能降低父母近视对儿童近视带来的危险度。也就是说，如果双方都是近视的家长，更应该增加孩子的户外活动时间。

（二）为什么增加户外活动会对近视发展有阻滞作用呢？

户外活动中什么神秘的因素在延缓近视发展中起到主导作用呢？很多研究都将户外活动的主要起作用因素指向了"日光"，发现儿童近视的发生、发展与户外活动时间有关，而与体力活动强度无关，室内的活动时长与近视发生发展也未见关联。因此，户外活动对儿童近视的阻滞作用就落脚在"户外"而不是"活动"。很多关于人类和动物的研究也证实，户外阳光接触可降低近视发生的风险，随着日照时间的增长，儿童的眼轴生长和近视发展速度均呈明显下降趋势。

因此，控制近视性价比最高的方法就是多待在户外，每天户外待40分钟或80分钟都能有效控制近视发展。2017年6月6日，全国爱眼日以"目浴阳光，预防近视"为题，向大家科普户外活动、阳光与近视防控之间的关联。现在国际上推荐每天2小时以上的户外阳光下活动时间。2015年《自然》杂志发表的文章表明，孩子在户外无论是运动还是野餐，只要时间足够多，近视发病率就会低。另外，也有研究证明，间歇性户外活动累计每天2小时，优于连续户外活动2小时。

但遗憾的是，很多家长表示早出晚归地接送孩子，每天2小时的户外活动时间很难得到保证，有些地区更是常常阴雨绵绵，一个月也见不着几天太阳。

（三）在室内能不能模拟户外阳光的照射强度，达到同样控制近视的目的呢？

事实证明，似乎室内还真没有办法达到室外的阳光强度。我们用照度来衡量光线的强弱，看看下面一组室内外各个地方测量的照度数据：

夏天户外 100 000 lx

阴天户外 10 000 lx

室内卧房 150 ～ 300 lx

室内书房 100 lx，阅读时加台灯 600 lx

可见，我们觉得特别亮的室内环境并且在阅读时加上台灯照明，比起阴天户外的光照强度还少了十几倍。而且科学家认为，户外日光之所以可以控制近视，主要在于自然光线的动态刺激。而室内的光线缺少这种动态刺激，自然无法模拟自然光的效果。

很多国家顺势建起了阳光教室，而显然这在我国绝大多数地区都没有办法实现。庆幸的是，很多研究证明，改善教室的光照环境、增加照明度，对于减缓学生视力下降速度也有一定效果。对此，我们国家也会陆续推出相关条例，来规定和监督学校、幼儿园甚至校外培训机构的照明强度。

总之，多鼓励孩子待在户外，增加户外的活动时间和频率，是控制近视最有效的方法之一，也是最经济、最简单的方法。除此以外，增加室内的光照强度对于控制近视发展也有一定好处。

二、马车二：低浓度阿托品眼药水

不同于其他研究中常常使用小白鼠，在近视的研究中有一些专门的小动物模型，如小鸡胚胎、恒河猴，或者一种名叫斑马鱼的鱼类。所以很多国际知名的近视研究实验室都像小型水族馆，一个个的水缸里养着斑马鱼。斑马鱼作为近视模型的原因之一是因为它易于观察，当它发生近视，眼睛就会鼓出来，其实也就是我们之前提到的，近视后眼球前后直径眼轴增长，看上去就好像是鼓出来了。于是科学家就开始捣鼓各种药物加到鱼缸里，看看有什么药可以控制近视。当各类药物都宣告无效后，一次不抱希望的尝试却得到了意外的效果——加了阿托品的水缸里斑马鱼眼睛竟然不突出来!

在之前的认识中,阿托品的角色一直仅仅是一种可以散瞳的药物,而这个水族箱里的发现却提示我们,阿托品竟然还和控制近视有关。这一结果轰动学术界,很多实验室纷纷验证,阿托品确实具有控制近视发展的作用。而它起效的机制并不是因为散瞳作用,具体原因迄今还不明确,但其他的散瞳药经一一检测后发现均没有出现阿托品这样能控制近视的作用。

因为阿托品本来就是眼用药剂之一,所以相关的临床研究迅速通过预案,在世界各地推行开来。与此同时,身边一些正为孩子近视度数涨个不停而苦恼的眼科同事们也开始悄悄通过自己的孩子来验证传说中阿托品的奇效。当然,用法和剂量无处参考,而且阿托品有累积毒性,之前也偶有婴儿使用过多而丧命的案例,所以使用起来都非常保守。

2015 年左右,美国、日本、新加坡等国井喷式报道了阿托品的临床使用结果,其中以新加坡的结果最有影响力,他们撰写的同行评议论文《阿托品控制近视的 5 年临床研究》("Five-Year Clinical Trial on Atropine for the Treatment of Myopia",简称 ATOM)发表在眼科最具权威的国际专业杂志《眼科》(*Ophthalmology*)上。2016 年新加坡国立眼科研究所又乘胜追击,发表了 ATOM 2 期结果,研究证实,点阿托品眼药水确实可以控制近视发展,阿托品的不同浓度在观察结果中也体现出差别。在使用阿托品眼药水 2 年后,1.0%、0.5%、0.1% 和 0.01% 浓度组分别延缓近视的发展程度是 80%、75%、70% 和 60%。也就是说,阿托品浓度越高,控制效果越好。但若使用 2 年后停止用药,停药后,浓度越高的近视反弹越多,甚至可以完全抵消之前的控制效果。然而,0.01% 浓度的阿托品的近视反弹现象则不明显。总体而言，用 0.01% 浓度的阿托品，5 年近视进展不超过 140 度，而完全未用阿托品的对照组，在 2.5 年时近视进展就达到 140 度了。

高浓度的阿托品点眼后相对副作用较大，孩子会出现瞳孔中度散大。大部分孩子会主动告诉家长出现怕光、看近物不清等不适症状，部分孩子甚至会影响学习生活。而 0.01% 浓度的阿托品点眼后对瞳孔的影响很小，只有不到 10% 的受试者日间需要使用太阳镜来遮光。低浓度阿托品也几乎没有被报道使用后过敏的情况。

因此，国际推荐的是用 0.01% 浓度的阿托品来控制近视，这样相对安全又有效，几乎没有大的副作用且适合长期使用。

我国现在仅正式批准一项 0.01% 浓度的阿托品眼药水成品可供购买。国家药监局规定，如果药品的使用超过了已有商品药物说明书上的适用征，或者使用浓度发生改变，都需要作为新药重新审批。而新药的审批是一个极其烦琐漫长的过程，顺利的话也需要很多年。反之，低浓度阿托品这样的药物配方很容易复制，利润极低，也没有所谓的专利保护，所以少有药厂愿意花很长时间和大价钱及生产线来进行审批和生产，唯一获批的这个成品药自然价格昂贵。

之前有很多孩子家长说从中国香港带回的低浓度阿托品眼药约百元一支。我国内地现在极少数眼科研究机构自行配置低浓度阿托品眼药，成本极低，方法简单，并不用于盈利，仅为解决问题，但随着医院管理部门对新技术、新方法的审批更加严格，哪怕已经有大量研究证明有效，也必须走审批程序才能使用。

阿托品的购买不能盲目，有些视功能异常的孩子使用后可能会加重病情。虽然在已知的近视治疗中，阿托品滴眼液是效果最好的方法，但它也不是"神药"，治疗近视的临床观察迄今最长也就 10 年左右，在效果与副作用中反复权衡，寻找那个最佳点并不是件容易的事,毕竟药物是要用在我们的孩子身上,而且使用周期以年为单位。有些学者提出,长期使用阿托品滴眼后有可能减弱瞳孔的收缩性,未来可能更加容易老花。或者其神秘的不知原理的治疗作用也可能携带着现在未知的副作用。这些问题现阶段都无法回答。

所以我们需要强调,没有近视前不要点阿托品眼药水来预防近视。近视了首先考虑的也是准确配镜并坚持佩戴,不要指望光点阿托品眼药水就能解决所有问题。如果能买到阿托品眼药水,也一定要告知你的主治医生,在使用上一定遵照医嘱,使用后务必定期复查,并将结果留存在眼球发育档案里;如果有不良反应可以及时发现,也不会影响孩子的生活与学习。

三、马车三:角膜塑形镜

角膜塑形镜(orthokeratology lens),俗称 OK 镜,它是一种硬性材质的隐形眼镜。传说在清代,近视学子赴考的前一晚会用一袋绿豆压在眼睛上睡觉,第二日就能提高视力。如果传言属实,那么意味着几百年前,我们就已经开始应用角膜塑形镜的原理来治疗近视了。

OK 镜自 2000 左右引入中国,其在我国崎岖的血泪发展史完整展现了那个年代药品器械监管的混乱。

2000 年左右,笔者的同学很兴奋地告诉我:以后不用戴眼镜了,他家买了一台当下最先进的治疗近视眼的机器,叫 OK 镜,每天用机器按摩眼球半小时,第二天不用戴眼镜也可以看得很清楚,但是必须每天做,停做就会恢复近视。对比一下 2000 年左右的人均收入,当时一台 OK 镜的价格差不多相当于当年城镇居民一年的平均收入。

其实，OK镜没有使用治疗仪器准入市场的标准，而是走的商品途径，由于代理和销售厂家多如牛毛，常用广告、促销以及各种营销手段来刺激大众的购买热情。

但很快，形势急转直下，随之出现了很多"事故"。2003年，一位该领域资深教授在国际期刊上发表了一篇论文，报道了他在短时间内收集到了多例使用OK镜严重角膜感染导致角膜穿孔的病例，致病菌叫绿脓杆菌，只需要一晚上，它就足以把角膜溶穿。角膜感染甚至穿孔，意味着眼球很可能永久丧失视力，是少见却异常严重的眼部并发症。这位教授说，文章发表后，有很多国外的教授向他致电讨论，甚至质疑其真实性，他们不相信短时间内竟然会出现这么多例OK镜导致的角膜绿脓杆菌感染穿孔，因为有些眼科医生一辈子都碰不到一例绿脓感染！确实，无论哪位眼科医生都不愿意相信这是真的，但是每个病例都如此真实。

后来在一次会议上，一位经历了全过程的眼科医生统计了近20年来配镜人数并回忆了那段往事，笔者凭印象大概模拟了如图4-1所示的趋势。

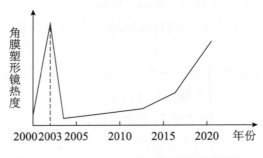

图4-1　2000—2020年角膜塑形镜热度趋势

2003年左右那个断崖式的下降，就是那位教授发表国际论文后相关文件下发的时间。之后OK镜遭遇重创，10年时间几乎在国内销声匿迹。近年来，随着国际社会广泛证明角膜塑形镜有效，其热度又迅速爬升。

在国内沉寂的这 10 年，国外的 OK 镜技术以及相关研究一路高歌，平稳发展。近几年来，高规格的世界级学术会议，近视眼分论坛讨论的焦点全部都是 OK 镜和阿托品，各国争相汇报大样本人群研究结果。

在近十年中，最颠覆性的发现就是，OK 镜竟然还可以控制近视的发展!

（一）OK镜怎么控制近视发展?

现在的 OK 镜常被制作成一种硬性材质的隐形眼镜，必须由眼科医生开具验配处方在医生指导下使用。OK 镜最大的特点是，晚上睡觉戴该隐形眼镜 7 小时，起床后摘掉眼镜，就可以一整天获得清晰视力。它的原理如图 4-2 所示。

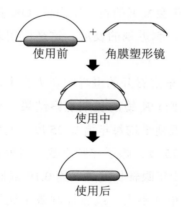

使用前　　＋　　角膜塑形镜

使用中

使用后

图 4-2　角膜塑形镜使用原理示意

使用前，我们的角膜从侧面看是一个类球形的突起，之前提到，每个人的角膜都是一个 4 700 度左右的定焦镜头。对近视患者，如果部分改变角膜的折射率，光线的聚焦点就可以从视网膜前移动到视网膜上。OK 镜的设计原理就是应用了这一点，从侧面看，它是一个中央平坦、两边弧形下降的硬质镜片。使用方法是每晚睡觉时，带上 OK 镜，OK 镜中央的平坦部将角膜压平，周边部贴合角膜。第二天早上摘镜后，角膜的形状改变还可以维持一段时间，角膜中央是平的，折射率发生改变，达到不用戴眼镜也能看清楚的目的。

问题来了，白天不戴镜的时候，角膜会不会随着时间推移慢慢恢复原来的形状？

答案是：会！因此，佩戴 OK 镜的前几天，白天的度数可能会随着角膜的缓慢恢复而有所变化，需要连续一周左右每天晚上佩戴，白天角膜的形状改变才可以一直维持。当然，每晚的佩戴时间也有要求，最好不低于七个小时。如果停戴一段时间，角膜又会恢复原状。

对于成年人来说，OK 镜的功能就是美观：晚上戴镜，白天摘镜。

对于近视度数仍会发展的青少年而言，OK 镜除上述功能以外，已被证明能有效地控制近视的发展，这是应用之初未预料到的一个惊喜。

2014 年在日本东京召开的世界眼科大会上，日本的全国眼科主任委员汇报了他们 OK 镜的长期观察结果，给出的数据是：佩戴 OK 镜的青少年近视平均每年增长 25 度，而佩戴框架眼镜的青少年平均每年增长 75 度。除了控制度数，研究也发现长期配戴角膜塑形镜可延缓青少年眼轴长度进展约 0.19 毫米 / 年。

也许你觉得差距并不大，或者控制效果比较一般。但是现在的近视是从小学就开始发展，按照初高中六年算下来，戴 OK 镜平均一共增长 150 度，为低度近视，而带框架眼镜的孩子六年将平均增长 450 度，非常容易达到高度近视，进而可能引发一系列的眼部问题。当然如果不戴眼镜，那就会更快步入高度近视行列了。

另外，上述只是平均估计值。在临床上，有些孩子佩戴 OK

镜后,摘镜视力能达到 1.0,有些孩子就只能达到 0.8。这其中达到 0.8 的孩子近视的发展速度一定会比达到 1.0 的孩子快,但也会比带框架眼镜及不戴眼镜的孩子发展慢。

(二)OK镜为什么能控制近视发展呢?

美国 Smith 教授通过婴儿恒河猴实验提出的"周边离焦理论"是现在最为公认的OK镜延缓近视发展的原理,我们简单介绍一下。

近视又不戴眼镜时,你看的画面是"海朦胧,鱼朦胧",如图4-3所示。

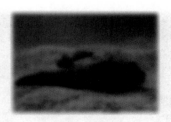

图 4-3 近视者在不戴眼镜状态下所看到的画面

近视后戴上合适的眼镜,看到的其实是这样的,中央注视的地方很清楚,周边模糊,戴眼镜只负责提高你的中心视力,如图4-4所示。

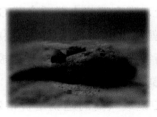

图 4-4 近视者在佩戴合适的眼镜下所看到的画面

Smith 教授的研究结果颠覆的点就在于,他发现这个周边视野的清楚或模糊比中央区的清楚或模糊更能影响近视的发展。

我们的眼球并不是一个规则的球形，眼镜是按视物中央区的视力来确认度数，只能确定光线通过眼镜片中央光学点折射到我们视网膜黄斑区的是清晰的视力，而通过镜片其他位置折射到视网膜周边区域的成像质量是不清楚的，术语叫"旁中心离焦"。这样，戴上框架眼镜，中央清楚，周边模糊，近视度数加速发展。

因为每个人的眼睛和屈光状态不尽相同，我们现在还没有办法创造一种理想的框架镜片，让光线通过镜片的不同位置都能正好落在对应的视网膜中的每个点上，让我们看东西就如图 4-5 所示一样。

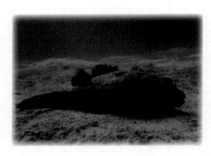

图 4-5 理想状态下，近视者在佩戴眼镜后所看到的画面

但是，OK 镜可以接近这种状态。因此，这也是研究人员猜想的 OK 镜可以控制近视的主要原因之一。

说了这么多好处，那么哪些人群适合戴 OK 镜呢？

（1）最适合的就是近视发展迅猛，想要好好控制的青少年。如果佩戴后白天的摘镜视力能达到 1.0，那么控制近视的效果较好；若达不到 1.0，则控制效果会打折扣。

（2）有钱：OK 镜最大的问题就是价格贵，现在我国批准的约 10 种品牌，一副的价格基本在 7 000 ~ 12 000 元，使用期限依品牌有所不同，基本为一年半到两年左右就需要更换。

（3）有闲：OK 镜每晚上有固定的最少佩戴时间，夜生活太丰富的人不适合。孩子需要在大人的指导下佩戴，清洁卫生工作必须严格把关。如何摘、如何戴、如何清洁，每一步都不能马虎，并且需要定期到医院复查。

（4）不想白天戴眼镜的爱美人士可以选择，但只能矫正到500度左右，600度以上的高度近视无法只通过 OK 镜实现完全矫正。

值得注意的是，OK 镜的验配是很有难度的，现在国家要求验配 OK 镜的机构必须有眼科医生坐镇。是否适合验配 OK 镜，如何选镜，验配中有无不良反应，镜片配得是否合适，佩戴后控制近视效果如何，白天视力维持情况等都是需要长期跟踪观察的。因此，一定要到有资质的机构验配 OK 镜，这些机构或者医院会为每一位患者建立屈光档案，定期督促复诊，服务非常好。只要按照要求使用，绿脓杆菌感染这样的惨剧就基本不会发生。总之，只要你选对地方，其他的就交给医生吧。

四、还有哪些特殊类型的眼镜可供选择？

有研究对比了国际上控制近视常用方法的效果，比"戴足矫框架眼镜"效果好的从强到弱依次是：各种浓度阿托品眼药水→OK镜→周边离焦软性隐形眼镜→户外活动每周 14 小时→渐变多焦点框架眼镜→周边离焦框架眼镜。

"周边离焦"或者"渐变多焦点"这些名词很绕，也是商业骗局的集中地。想不被骗需要掌握两个原则：第一，这些眼镜的验配都非常复杂且有个性化要求，没有技术实力的地方根本无法提供相应的验配技术；第二，复杂且个性化的定制眼镜价格必定昂贵。当然，我们国家现在有几位眼科教授在牵头研制创新的多焦点或者周边离焦软性隐形眼镜，个别项目已经进入临床研究阶段。

常规而言，框架眼镜的效果肯定差于 OK 镜，有经济实力的话直接使用 OK 镜。如果不能耐受这种隐形眼镜模式，或者超过了 500 度 OK 镜的使用范围，也可以尝试其他类型的眼镜。若经济实力不允许，就老老实实去医院好好验个光，配一副适合自己的框架眼镜。

值得注意的是，从现在的研究上看，给青少年戴除了 OK 镜和特殊配的多焦镜外的其他隐形眼镜，无论其材质与设计如何，控制近视的效果都不会比戴框架眼镜好。

7 ～ 14 岁是眼睛屈光度变化最大的时间，基本为孩子的小学阶段，所以近视的控制既是关键期，也讲究打持久战。按照医生的建议用药配镜，干预措施最好坚持到 20 岁左右待发育停滞、度数基本稳定再停止。

眼科急诊室解析

"神药"阿托品的副作用

阿托品是一种 M 受体阻断剂，也是临床使用的老药了，对心率失常、喝有机磷农药自杀、胃肠道痉挛绞痛的病人都有不可替代的重要作用，也是全麻手术的术前常规用药之一，使用非常广泛。而阿托品控制近视的作用却是近年来被偶然发现的，至今机理仍不清楚。研究证明，浓度越高的阿托品控制近视的效果越好，但是停药后度数反弹也越大，而且更容易出现副作用。阿托品的副作用主要包括过敏眼红、点药后瞳孔散大而怕光、看近物不清等。不同个体对阿托品的敏感性是不同的，尤其是婴幼儿对阿托品毒性反应非常敏感。因此，国际推荐使用低浓度，也就是 0.01% 的阿托品滴眼液来控制近视，可以在收益和风险中达到一个较好的平衡点。但由于控制近视用阿托品眼水需要长期点眼，使用周期以年为单位,国际上现在还缺少 10 年以上长期使用的相关可靠证据来说明其安全性,尤其使用者都是青少年,因此药物新浓度剂型的审批被严格管控,迄今我国仅有一款商品化的低浓度阿托品眼药水可用于近视防控且价格昂贵。

阿托品眼药水在我国现阶段处于尴尬境界,很多研究证明其对近视控制确实管用,但在安全性没有完全证明的情况下被国家药监局严格管控。因此,我们建议:如果近视进展迅速,阿托品眼药水确实是一个可以考虑的有效办法,但是购买来源一定要足够可靠,并且在使用前务必告知孩子的医生,由医生根据孩子的近视发展速度来确定使用方案和剂量,有任何不适情况随时告知医生,若没有不舒服的症状则需要长期坚持使用。对于本案例中小米的过敏症状,当然先建议她暂停使用,待结膜炎症状消失后可以在医生的监管下再次试用阿托品眼药水。

科 普 加 油 站　　**为什么孩子总爱揉眼睛?**

门诊遇到一位带孩子来看病的家长,他进门就问:"我孩子特别爱揉眼睛,不停眨眼,到底是怎么了?"

孩子爱揉眼对眼科医生而言可以写一篇长学术论文来分析其原因,但近年来医生们发现,越来越多小朋友的眼部不适、干涩刺痛、频繁眨眼、眼睛很容易疲劳、眼皮沉重抬不起,这些形形色色的症状都指向一个问题——干眼。

既往干眼是一个常被眼科专业医生忽略的病症。现在随着生活质量的提高,人们越来越发现,干眼确确实实会影响很多人的学习和生活,需要系统治疗和护理。

根据 2014 年发布的《干眼临床诊疗专家共识》,目前世界范围内干眼发病率大约在 5.5% ~ 33.7% 不等,其中女性高于男性,老年人高于青年人，亚洲人高于其他人种。根据我国现有的流行病学研究显示，干眼在我国的发病率与亚洲其他国家类似，较美国及欧洲高，其发生率约在 21% ~ 30%。根据近年的统计，我国干眼的发生率在迅速攀升。

过去我们认为年轻男性基本不会干眼，而随着视频终端的广泛使用，干眼人群逐渐年轻化、泛性别化，眼科医生和科学家研究并发现了很多干眼的类型和产生原因，我们曾经轻视的那薄薄一小层泪液，对维持眼睛的舒适感觉和正常功能起到了至关重要的作用。任何原因导致的泪液质和量的变化都会引发不舒适感觉。现在已知干眼的主要原因有哪些呢？眼睛表面的炎症刺激如感染、过敏都是最主要考虑因素，全身免疫疾病导致的泪腺受损，泪液分泌减少也是干眼的一大类型。除此以外，睡眠不佳、更年期激素水平变化、心理和情绪原因，包括抑郁、焦虑，空气污染，甚至做饭的油烟都会加剧干眼。

对于儿童而言，过多地使用电子屏幕、环境污染导致的过敏性鼻炎、过敏性结膜炎、被褥床单不卫生致使睫毛上螨虫增生、用眼过度的视疲劳、学习压力过大等问题都能加剧干眼，让孩子双眼刺痒难耐，不自觉地反复揉眼。事实上，揉眼不仅不能解决干眼以及其他眼部问题，还有可能因为频繁机械性地挤压眼球导致圆锥角膜等疾病的发生。

因此，当发现孩子反复揉眼时，应该及时就医，这是一种需要治疗的疾病，医生可以帮助解决大部分不适症状，根据具体情况在使用眼药的同时在生活中辅以改善睡眠、疏导情绪等才能取得较好的治疗效果。

第五章　成年人与近视作战全攻略

【眼科急诊室】　文眼线的错

　　张女士41岁，最近常常觉得眼睛不舒服，干涩磨疼，看东西一会清楚一会不清楚，总是要反复眨眼才看得清，尤其是早上起床时症状特别明显。张女士到医院检查后，医生告诉她"真凶"竟然是她10余年前文的眼线！

　　为什么文眼线会导致眼睛干涩不适呢？为什么文了这么久才出现问题？若文眼线后不适有解决办法吗？在本章中您能找到答案。

第一节 有什么办法可以消除或者逆转近视？

迄今为止，没有任何的仪器、设备、手术方式可以消除或者逆转近视！近视一旦发生，是不能"康复"，更不能被"治愈"的。

那么大家最关心的近视眼手术也做不到消除近视吗？确实如此，近视眼手术和戴眼镜的本质原理是一样的，都是改变光线的折射，中和掉近视度数，让我们看得更清楚，而绝不是把已经发生的近视消除，就像我们从来不会认为戴上眼镜就消除了近视一样，该手术只是帮助近视者看清楚的一种手段而已。这也是为什么近视手术要求成年以后，度数稳定两年以上再做，如果度数还在增长时就做了近视眼手术，那么手术后必然出现度数的反弹，更确切地说不是反弹，而是近视眼手术只能中和截止到你做手术时的度数，而之后产生的度数当然无力涉及。

一、近视治疗仪靠谱吗？

经常会有一些朋友发给笔者链接或者广告，询问这些方法或者近视治疗仪器是否可靠。很多产品价格不菲，并且都声明自己是高科技，效果神奇，但不为传统医学所包容。

据笔者观察，这些产品可分类如下：

（1）第一类：纯粹骗人，利用虚假专利或虚假技术认证。针对这类骗局，通过简单的网络搜索与查询，我们就可以判断其真伪。

（2）第二类：混淆视听，这种仪器可能脱胎于医院所用的弱视治疗仪器，或只是将视觉训练进行了简单包装，加上商业的噱头,就号称可以解决眼科所有问题。这一类骗局占了大多数,其破绽没有第一类大,因为它对部分人群有治疗效果,只是夸大了适用范围。很多家长看到孩子的近视突然发生且度数增长迅速时就会病急乱投医,容易上当受骗,总是抱着"万一有效"的态度买来试试。但需要指出的是,这种试一试的态度很可能会害了孩子,一方面延误了他们接受正规治疗的时机,另一方面作为医疗辅助设备器械注册上市,国家有很严格的审批程序,其中就包括对各种适应征的严格把控,到底这个设备能治疗哪些疾病必须明确范围,不能笼统了事。即便是弱视,治疗也是讲方案和流程的,绝大多数治疗人员没有任何国家认可的执业操作证书,连基础的眼科知识都未掌握,如何能胜任此工作?在第二章我们讲过,孩子的视力差是有很多原因的,除了测量视力,还有许多的指标可用来判断症结和根源所在。如果这样的仪器是视觉训练中增强孩子眼调节力的,那么对于调节力低下的孩子当然有效,但对于调节力过高或者已经产生痉挛的孩子无异于雪上加霜。有的孩子初到门诊近视度数就已经非常高,追问后家长常会支支吾吾地说一直在家用近视治疗机器。

因此,现在没有任何报道证明任何类型的近视治疗仪是有用的,治疗仪和中医疗法不一样,如果想做是绝对可以按照循证医学的要求来得出"是否真的有用"的结论。当你看到"眼贴""按摩""训练"等字眼,基本可以直接将其划为商业骗局的范畴,不仅浪费钱,还可能耽误孩子的未来。

2019年4月,国家卫生健康委会同中央网信办、教育部、市场监管总局、国家中医药局和国家药监局六部门联合发文,明确表示不得在近视矫正对外宣传中使用"康复""近视治愈"等误导性的表述,并且卫健委发言人向公众明确表态:截至目前我们医学上还没有治愈近视的方法。同时期商务部门也发文,非医用设备不能挂钩医疗用途，更不能涉及或暗示可以治疗疾病。

因此，此处给出总结：不要购买任何"近视治疗仪"，如果有近视或弱视，请前往医院的眼科挂斜弱视或屈光专科，由专业的医生来判断和治疗。

二、近视了一定要配眼镜吗？

几年前的一个门诊场景至今让我记忆犹新。一位 70 多岁的老先生，带着 8 岁的孙子来看病，孩子老说坐教室后面看不清黑板上的字，已经半年多了。当时笔者听到的第一反应就是，这个孩子可能近视了。果不其然，孩子验光后显示有 250 度左右的近视。之后这位老先生问我怎么办？我询问了一下患者的基本家庭情况：孩子一直由爷爷奶奶抚养，爸妈每周来看 1 ~ 2 次，爷爷奶奶身体都不大好。根据这种情况，我当时建议孩子应该尽快验配一副合适的眼镜。

老先生却很不满意，问我："眼镜可以不配吗？"

我说："眼镜要配，不然度数会长得很快。"

老先生出门后刚一会儿又回来问我："孩子戴上眼镜度数就不会涨了吗？"

我说："戴上眼镜度数也会涨，只是涨得慢一点。"

这位老先生不甘心地反复来回了好几趟，每次都问同一个问题："不配眼镜可不可以？"

在每次都得到"不可以"这样斩钉截铁的答复后，老先生涨红了脸，特别生气地说："眼镜戴上就摘不掉了，我还以为到医院来有什么好办法，竟然还是让人戴眼镜！"

小孙子看爷爷生气也有点害怕了，拉拉爷爷的衣袖说："医生说了要配眼镜，我们回家告诉爸爸，让他有空带我来配吧。"

爷爷依旧生气地说："不许跟你爸说！不然又要说爷爷没把你带好了。"

我听了才恍然大悟又哭笑不得，老人带孩子的压力可以理解，但如果不配眼镜才是真的耽误孩子。这位小朋友如此下去，可能过几年就会发展成高度近视。

其实在门诊，经常会碰到类似的案例，不仅是老人，很多年轻的父母也可能不愿意给孩子过早戴上眼镜，他们觉得戴上眼镜就摘不下来，还会导致眼睛前突，影响美观。我们时常感慨，在门诊最大的遗憾是，没有那么多时间为每一个病人解释清楚其中的原因，单纯给个答案又显得简单粗暴，所以本节中我们将具体解释一下门诊中对于近视该不该戴眼镜的相关问题。

（一）什么度数的近视需要配眼镜?

很多家长不想给孩子配眼镜，能拖就尽量拖。上一节我们说到近视是不可逆的，除非成年以后手术矫正，不然近视度数只会往上走，绝不会下降或者消失。孩子出现 150 度近视，散光在 75 度以上就应该尽快予以配镜，并且尽量全天候佩戴，不然一年涨一两百度根本不是难事。尤其是孩子在 7 岁前出现近视，那就更应该积极控制，否则极易发展成高度近视增加致盲的风险。家长切不可选择无视或者讳疾忌医，越拖只会度数越高，若没有合适的镜片辅助，孩子看不清楚，可能会形成一些眯眼皱眉的坏习惯，影响学习成绩。这里需要强调的是，如果双眼中有一只眼视力好，另一只眼有近视，或者是双眼度数相差较大，也建议要佩戴眼镜，并且要双眼验配。这样即便一只眼睛的镜片为 0 度，也能充分调动双眼同时看东西。否则，视力差的眼睛很可能会越来越差，双眼度数相差越来越大，无法形成立体的视觉，未来那只好眼睛也会被拖累，很容易造成视疲劳、头痛甚至呕吐等症状。

总之，当孩子出现近视，最安全、最简单的办法就是配眼镜，佩戴合适的眼镜不仅能帮助他们更好地学习和生活，而且是防止近视迅速发展的好办法。上一章我们还提到其他比单纯戴眼镜效果更好的防治近视的办法，有条件者可以尝试。

那么对于成年人来说如何配镜呢？一般来说，100度以下不配眼镜对生活应该没什么影响；100～200度如果不想配镜，生活中应该也勉强可以；但是在工作生活中，尤其是开车时佩戴眼镜绝对可以减轻眼部负担，合适的眼镜可以帮助消除或减轻视疲劳。200度以上则建议全天长期佩戴眼镜，不然就可能"六亲不认"或成为"马路杀手"。

（二）眼镜是不是戴上就摘不掉了？

"近视后如果戴眼镜，度数会越戴越深"，这是不是谣言？

15年前眼科医生会很肯定地告诉你，这是谣言。近视了就应该要戴眼镜，不戴不行，涨得很快。

现在发现，这不是谣言，或者说这不完全是谣言。这种观念发生巨大转变，源于2005年一个颠覆性的研究，这个用恒河猴婴儿做的研究结论延伸出来，通俗来讲就是：近视了戴眼镜也会涨度数，只是不戴涨得更快。

成年以前眼球会持续发育生长，眼球每增长1 mm，基本等同于加300度近视度数。如果已经出现近视，说明生活中有很多诱导近视出现的因素，并且这些因素持续存在，导致视网膜成像非常模糊，而我们的眼球就会为此做出适配反应，不断地变长。所以当发现孩子有近视时，除了排查生活中引起近视的因素，最负责任的做法就是好好配镜，并且督促其佩戴，这样可以延缓度数的增长。但请注意，这里不是"阻断"度数的增长，而是"延缓"。全世界迄今还没有完美的办法可以阻断近视度数的增长，但有一些其他的途径延缓近视发展的效果会比框架眼镜好。下一节，我们将详细介绍。

（三）眼镜度数要配低还是配高？配到1.0还是0.8？

镜片的度数怎么确定，能不能高一点或者低一点？看到 1.0 还是 1.2，有什么不同？我们需不需要跟验光师提要求呢？

之前我们提到过，一个好的验光师绝对不是只将视力验配到 0.8 或 1.0 这么简单。

简而言之，最准确的验光，应该是通过给予近视者镜片，让其双眼达到一个视觉的平衡，这个平衡点出现的度数，有些人可能可以看到 1.2，有些人看到 1.0，有些人看到 0.8，都称为"足矫"。不在这个平衡点时，则称为"欠矫"或"过矫"，这两者都不好。欠矫即表示度数给的不够，太远孩子还是看不清楚。很多研究证明，哪怕是轻微的视网膜成像质量下降也会加速近视的发展。那么度数多给点的情况会不会好一些？这种多给度数的情况称为"过矫"，过矫会导致眼睛调节过度，同样会加重近视发展，也应当避免。

完美的眼镜处方应该在此平衡点度数的基础上，考虑年龄等因素开具，比如孩子最好散瞳验光，瞳孔回复后复验，找到并达到平衡的度数，也就是"足矫"：给予能看到最佳戴镜视力的最低度数。如果复验时带上预配的度数出现头晕、摔跤等情况，可以酌情减度数直到症状消失，但是儿童最好是慢慢适应此低度数后加到足够的度数。弱视训练、斜视矫正等治疗都是要求配到足矫度数。有些特殊情况的孩子需要遵循医嘱，比如视功能存在比较严重问题，在某些阶段不建议足矫，具体由医生来给予配镜处方。

对于成年人来说，情况稍有不同，视需求而定。如果对看远处的视力要求不高，工作和生活绝大部分时间是看近，那么稍微欠矫一些也没有关系，也就是度数可以稍低些。有些成年人戴着眼镜体检视力只有 0.7、0.8 左右，但是只要工作、学习不受影响，这个眼镜度数也是可以使用，不需更换的。

（四）眼镜戴久了眼睛会变形吗？

你透过镜片看到的外界其实都是缩小的物象，外界透过近视眼镜片看到你的眼睛也是变小的眼睛，度数越高，这种畸变越大。框架近视眼镜确实会让你的颜值打折扣。但是，黑眼圈、眼睛前突或无神这些并不是眼镜的错，那是近视本身所致。戴眼镜其实并不会加重或减轻这些问题。倒是笔者戴隐形眼镜的时候，有患者说："医生，你的眼睛好亮啊。"这是隐形眼镜材质的反光。另外度数矫正好了，眼睛看得清楚，自然也就有神了。

（五）我有几副眼镜，每次换戴时都会晕是为什么？

带不同度数的眼镜，眼睛是需要时间适应的，但是带同样度数的不同眼镜，为什么换戴时也会晕呢？在完美状态下，如果按同样的处方验配的每一副眼镜应该都是度数一致且位正的。但有的眼镜受到外力歪斜了，有的眼镜往鼻梁下滑移位等，总之，除非你的每副眼镜都是新配的，并且是通过专业人员正确调试好的，否则你看的时候都不是透过镜片正中央的固定度数，也就是说，不同眼镜虽然验配度数相同，但戴上后视力中心并不是同一度数，每次换眼镜大脑都要重新适应，这个适应过程中就会晕。

如果度数相差不大，短时间就可以适应，比如从框架转为隐形。但如果差别大，或者换的眼镜里面有副歪得厉害，那么几天不能适应也是有可能的。

另外，眼球会在肉眼不可见下非自主地摆动，虽然摆动幅度很小，而且我们的眼睛接受的光线也不能保证一定是从眼镜正中央折射过来。加之，眼镜佩戴中的移位、镜框歪曲现象非常常见，所以我们并不建议大家配很多副眼镜更换着带，可以有一副眼镜常用，有一副备用就足够了。

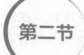

第二节　近视者日常保养小贴士

近视的危害要从度数说起，医学上人为地把近视按度数分为：

（1）低度近视：0 ~ 300 度；

（2）中度近视：300 ~ 600 度；

（3）高度近视：>600 度。

低度近视并无大碍，最多看不清罢了，中高度近视眼睛的生理结构存在显著的变化，所以容易引起其他眼部问题，最常出现的危害如视疲劳及干眼、并发性白内障、玻璃体混浊、视网膜脱离、黄斑疾病等。当然，以上疾病的发生都是多因素的，其发生率和度数并非直接相关，只是度数越高，疾病的危险度越高。

一、作为近视者，我们平常应该如何保养眼睛呢？

（一）准确验光，合理配镜

眼镜绝对是一项伟大的发明，合适的眼镜是医生对抗近视的武器，也是近视人群的一把梯子，能帮助我们轻松达到够不到的地方。眼镜不仅能帮我们获得清晰的视力，而且可以平衡双眼的功能。几乎没有人双眼的度数是一模一样的，戴眼镜可让有差异的双眼平衡起来，共同使用。因此，在没有进行近视手术矫正之前，建议一定要准确验光，戴好眼镜，该戴不戴，必受其害。

（二）定期检查

对于中高度近视人群，定期眼科检查非常重要。只要是高度近视，则一辈子处于视网膜脱离的风险之下，度数越高则风险越大，而且这个风险与近视眼手术无关，即便手术消除近视度数，视网膜脱离的风险依旧存在，而且 ICL 眼内晶体植入近视手术还有可能增加视网膜脱离风险。唯一可以降低风险的办法，就是定期拜访眼科，半年或一年检查一次。定期眼科检查除了查看视网膜情况，还能检测有没有白内障以及干眼症。

高度近视的人群容易更早出现更重的白内障，也就是晶状体的浑浊。最明显的表现就是视力下降、视物模糊，如图 5-1 所示。

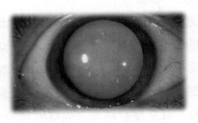

图 5-1　高度近视人群白内障的晶状体呈白混状

现在的白内障技术已经很先进，手术就像更换一个照相机镜头，20 分钟就能完成，手术后恢复也很快，一般术后第二天就能获得很好的视力。建议不管何种类型的白内障，手术都是宜早不宜迟，只要达到手术标准了就应该尽快实施手术，不要拖到不能再拖，晶状体由透明变为蜜蜡黄甚至黑色，硬得像石头一样，再来给医生出难题。这种情况下术后效果也不好，因为晶体在眼睛里面过度成熟，就像水果过熟一样落蒂腐烂，会诱发葡萄膜炎、青光眼等并发症，严重时可能完全失明并且伴随剧烈眼痛，得不偿失。

二、近视者如何选择运动类型?

所有的运动都会增加眼部血供,加速血液循环,这在理论上都是好的。有研究认为视近视远交替的运动,比如乒乓球、羽毛球等球类运动,可以训练我们晶状体这个变焦镜头,频繁交替拉近和拉远,让变焦更流畅,老花也许会来得晚一些。

但是高度近视的人千万注意,一些对抗对撞性的运动有可能导致视网膜脱离,如打篮球、踢足球、蹦极、跳水等。国家跳水队的金牌得主们,很多都进行了不止一次的视网膜脱离修补手术,视力极差。跳水的过程中接触水的一刹那其实就相当于拳头打在眼球上,就是这样硬生生把视网膜给打下来的。

近视者做运动确实比较尴尬:戴着框架眼镜,玻璃眼镜破碎会扎入眼睛造成严重外伤;树脂镜片不容易破裂,有时还能起到缓冲和保护作用,但会影响运动的反应性及敏捷度;戴隐形眼镜则有掉落遗失的风险,扬尘的环境也容易造成眼部感染。因此,我们建议近视者可以选择一些单人的,不那么剧烈的运动,如跑步、拉伸、舞蹈等。

笔者的一位眼科教授,他女儿第一次把男朋友带回家时就遭到一票否决,因为女儿的男友是"超高度近视",打个篮球都可能视网膜脱离,还可能会遗传给后代。其实近视只是我们眼睛的一个状态,只要不出现严重的并发症,都可以和我们一生平安相伴。在现代社会中,绝大多数的时间我们都在看近处,轻度的近视反而让我们更舒适。但800度以上的超高度近视确实存在致盲风险,需要在战略上藐视但在战术上重视。

三、近视人群点什么眼药水？

很多爱美人士的包包里都会常备一些眼药水，眼睛不舒服的时候拿来点一点。现在年轻人很热衷于在电商平台购买"网红眼药水"，这些眼药水或主打高端全能，或主打清凉舒适，那么到底什么类型的眼药水可以常备，什么类型的眼药水又不能常用呢？根据眼药水主打的不同作用，我们一起来看一看。

（一）眼睛需要使用洗眼液吗？

作为"80后"，某品牌广告"洗洗更健康"还言犹在耳，一直到学医以后才知道，"洗洗并不一定更健康"。

正常的眼睛表面状态并不是无菌的，甚至谈不上特别"清洁"，因为有各种各样的细菌存在，眼睛表面有天然的屏障，机体也有正常的防御功能，加上眼泪不停地冲刷清洗眼表，泪液中的溶菌酶也会破坏有害物质，所以即使有细菌的存在，我们的眼睛也并不会感染发炎。各类细菌在眼球表面和谐共处，有索取，有回报，其乐融融，细菌成一定比例存在，可以让眼表维持在正常的 pH 值和渗透压，共同维护着眼睛表面的稳定状态。

所以日常生活中，最重要的不是"清洁"，而是"维稳"。如果你的眼睛没有任何不适，使用洗眼液容易清洁过度。如果有分泌物增多、眼红眼痒等不舒服的情况，洗眼液也不能从根本上解决问题。想象一下，一片家园乐土每天来一次洪水冲刷，房屋良田、城堡守卫等全部被冲刷干净，还来不及重建家园，下一趟洪水又来了。更何况洗眼液并不是无菌清水，笔者查找了几个在售洗眼液配方，其中包括各种来源不明的植物提取液、玻尿酸、甘油以及防腐剂。我们的眼睛是没有办法吸收其中任何一种物质的，这些添加剂谈不上任何好处，而甘油和玻尿酸等都是大分子，反而可能抢夺眼表的水分，长期使用会使我们眼睛本身的屏障作用变得脆弱和易破坏。当一些特殊情况出现时，比如眼睛受伤，隐形眼镜佩戴时间过长或者眼泪质量不好，眼表脆弱的屏障功能会被破坏，引起感染。而眼药水中都含有的防腐剂则是造成眼表病变损伤的"罪臣"，是绝对不能长期应用的。

所以平常生活不要用洗眼液洗眼，越洗越容易感染，但是如果出现以下特殊情况则需要尽快冲洗眼睛。

异物入眼：需要用大量的清水冲洗。当然，如果用凉白开更好，如果有无菌包装的生理盐水，那就更完美。注意，如果是酸碱类物质，或者是高温液体溅到眼睛，一定要请其他人帮忙，用大量的清水冲洗眼睛并不停转动眼球，务必保证任何一个犄角旮旯都被完全冲洗到。此时，最重要的一点是快速，身边有什么水就用什么水。

这里问一道课外题："浓硫酸、石灰粉、铁水，三种物质如果溅到眼睛里，哪种后果最严重？"

答案是"石灰粉"。浓硫酸代表强酸，铁水代表高温，这两种情况下，眼睛表面那层组织会马上坏死，但是形成的坏死组织膜很坚韧，可以阻滞酸和高温继续往眼睛里面渗入，破坏其他结构。但是石灰粉这样的强碱不一样，它会不停地产生皂化反应，往组织内部溶解。即便表面已经冲洗干净，组织里面还会残留一些碱，其会持续且深入地破坏，非常可怕，很多碱烧伤眼睛的患者最终结局都是失明。因此，要让孩子远离石灰水泥以及氢气球（部分是用强碱的化学反应产生气体），不然溅到眼睛里真是抱憾终身。

经常有人问笔者，若不用洗眼液，是否可用凉白开或者自来水呢？

凉白开和自来水都是低渗溶液，进到眼睛里会破坏泪液，眼睛表面最外层细胞在低渗的环境下会肿胀，保护屏障被破坏，特别容易出现感染。这也是为什么游泳以后眼睛很容易发炎的原因。

另外，生水里有很多病原菌，如棘阿米巴原虫。这种原虫一旦感染，大概率会致盲，而且非常疼痛。可怕的是，我们城市自来水里面也是有这种原虫的。所以千万不要用生水或者自来水冲洗眼睛。曾碰到过一位老大爷天天用自来水洗眼，最终感染棘阿米巴性角膜炎导致失明。

另外带隐形眼镜时间久了，也容易破坏这个保护屏障。这也是我们总是强调隐形眼镜不能佩戴时间过长，不能佩戴过夜，更不能戴着游泳，孕妇尽量不要佩戴隐形眼镜的原因，在这些情况下，戴隐形眼镜更容易让眼睛缺氧，会更大概率出现感染。这种感染一旦出现，后果非常严重，最常感染的是绿脓杆菌，可以一夜之间就溶穿角膜，甚至马上进行角膜移植都来不及挽救这个眼球。

（二）家中是否需要常备抗生素眼药？

抗生素在我国一度被滥用，现在开始严格控制抗生素的使用范围，去药店买抗生素都需要处方，但眼用剂型的抗生素仍然是开架产品。

店里常常买到的抗生素眼药水或眼药膏包括：红霉素、金霉素、氧氟沙星、左氧氟沙星、妥布霉素、氯霉素等，这些都是广谱抗生素，能将细菌不分好坏一起斩杀。

所有药厂在将新研发药物推向临床使用前的最后一步就是在医院寻找相关受试者试用药物，为药物上市提供有效和安全的依据。药厂会对需要收集的受试者圈出确定的范围，提供明确的指征，必须符合条件的受试者才能纳入药物实验。曾经临床上使用一种老牌抗生素研制出了眼药水剂型，按照药监局要求，开始在全国组织临床药物实验。开始设想的是该药的临床药物实验会很快完成，因为例数不多，药物的受试者圈定范围是急性结膜炎患者，保守来说，人群中十有八九都曾经犯过急性结膜炎，表现为眼红、结膜充血、分泌物增多，尤其是夏天游完泳后，很多人都容易爆发急性结膜炎，所以是常见病，不愁没有相关患者。并且这个研究也易于被大家接受，因为该抗生素普通人皆有耳闻，免费发药，免费观察一个星期，之后还附赠车马费，何乐而不为呢？可是结果却令人尴尬，整整一个夏天才收集入组了一例患者。这是为什么呢？

因为我们的抗生素眼药水太好买了，药店如此密集，每一个药店都常规配备，所以很多病人出现症状都是直接下楼到药店买一支抗生素眼药水，点一两天效果不好才到医院来。而该药物的临床实验明确规定，患者之前不能使用其他抗生素。当然这个问题，不是某一个省市某家医院遇到的特例，这个药物选定的全国12家眼科临床研究中心，加起来一个夏天才收集了四五例患者。

这有什么不好呢？眼睛红了，自己在家点点药就能好，不是比上医院挤着看病强吗？还能节省出公共医疗资源给那些急重症患者。

从短期来看，这确实是便民福利，但从长期来看却是非常危险的，这犹如悄悄打开了潘多拉魔盒，助长了"超级病菌"的产生。超级病菌泛指的是一类很可怕的敌人——多重耐药性细菌，它会让人产生严重感染的症状，关键的是绝大多数抗生素都对它无可奈何，因为这类细菌对这些抗生素都已经耐受了。

在青霉素诞生之前，每年全世界数以万计的人们死于细菌感染。后来我们研发出了各种越来越高级别的抗生素，抗生素价格也由天价回归平价，从而挽救了无数人的生命。由于抗生素便宜好用，也会导致其被滥用。滥用的结果是使致病菌迅速适应了抗生素的环境，并且产生基因突变，能被抗生素杀死的细菌被淘汰，

131

而新的不能被杀死的基因型取得优势地位，得以迅速繁衍、传播，这也就是我们提到的超级病菌。

过去几十单位的青霉素就能控制的感染，现在几百万单位的青霉素也无法控制。医学生中有一个段子，"新人到 ICU 或者是老干部病房去轮转，一定会得一次重感冒"，因为这两个地方都是抗生素使用最频繁、抗生素使用级别最高的地方，细菌都已经"成精"了，新人来一个，打趴下一个。

不论是眼表，还是体内胃肠道，都是有细菌存在的稳定生态区，没有纯粹的好细菌，也没有纯粹的坏细菌。眼部感染时分离培养最常见的致病菌，如表皮葡萄球菌、金黄色葡萄球菌，在健康人的眼球表面也可以分离培养出来。所以并不是说，有了这种细菌就一定致病，而是各种微生物组成的社区生态环境稳定性被打破，导致某一类致病菌过度繁殖生长，从而出现疾病的症状。

滥用抗生素还有一个更可怕的结果是抑制了局部的细菌，可能会使真菌更容易存活和繁殖。2018 年多国报道的超级真菌"耳念珠菌"一度引发恐慌，其致死率高达 60%，近 50% 的感染者在 90 天内身亡。美国疾病预防控制中心（CDC）已将耳念珠菌列入"紧急威胁"名单，我国的疾病预防控制中心也在密切监视这一超级真菌的新发病例和治疗情况。

因此，为了我们以及我们的后代，应停止随意使用抗生素。也不是所有眼红分泌物增多都是细菌感染，都能通过抗生素得到治疗。如果出现不适症状，建议到医院的急诊或门诊获得专业的治疗。

（三）减少红血丝类眼药哪种效果好？

有一次门诊接待了一位影视专业的学生点名要求开减少红血丝的眼药水，说自己去试镜，导演觉得她的眼睛红血丝太多，上镜不好看。我检查了她的眼睛，发现并没有异常情况，眼睛也不红。

她告诉我平常不红，只要熬夜或者喝酒以后就会红，所以想开支眼药水以备不时之需。

我告诉她，医院不会开具这样的眼药水，也不建议使用。市场上出售的主打减少红血丝类的眼药水，起作用的主要成分是肾上腺素类，而肾上腺素可是一种"高冷"的生物激素，绝不会平易近人到人人都可以随意使用。

当人在强烈刺激环境下，肾脏上的肾上腺会紧急释放肾上腺素，让人迅速进入紧张战备状态，就像猫突然弓起身子，竖起毛发。肾上腺素会使心脏收缩力上升，使皮肤、黏膜这些相对不重要部位的血管收缩，而重要脏器心脏、肝和筋骨的血管扩张，将所有的氧气和血流集中供给关键部位，更进一步说，它是濒死者抢救箱内的必备药品。

当战备状态解除，肾上腺素的药效一过，就是紧张后的疲惫松懈，这时原来收缩的末梢血管会反射性地扩张充血。

所以在一些局部小手术中，医生会在麻药里加一点点肾上腺素，这样手术过程中血管收缩，出血比较少，术野清晰，但是前提是手术要很快完成，不然待肾上腺素药效一过就会血管扩张出血。因此，用肾上腺素类的眼药水来减少红血丝，无异于饮鸩止渴。肾上腺素也会强制性散大瞳孔，引起头痛，加剧视疲劳。

那么眼红的时候应该怎么办？其实眼红结膜充血也是一种信号，是一种机体的保护措施，说明局部缺氧或者感染，需要更多的血流来供氧，也需要随血流而来的免疫细胞进行防御攻击。如果我们发现特定的原因会导致眼红，就像这位影视专业的学生一样，明确说出喝酒或熬夜这样的诱因，并且较快能够好转，那么最简单的办法当然是避免这些诱因。当然，如果出现无原因的持续眼红，一定要到医院看医生，这绝对不是正常状态，提示着眼部有慢性炎症。某些免疫性的疾病引起的虹膜炎或巩膜炎也会导致持续眼红，如果不经过专业治疗，会引起不可逆的视力下降，此时只靠肾上腺素获得极短暂的红血丝消退，无异于抱薪救火，绝对不是明智之选。

还有一些号称退红血丝的眼药水不敢用肾上腺素这样的"猛"剂，会使用"萘敏维"作为主要成分。萘敏维是一种抗过敏药物，对于某些过敏症状，如眼痒、过敏性结膜炎引起的异物感、眼红，有一定的治疗效果，但这不意味着它可以长期使用，慢性的过敏使用萘敏维也是不够的。

（四）清凉网红类眼药如何选择？

很多日本的网红眼药水，以及电视上广告宣传最多的那些眼药水产品，都是走清凉舒适路线。配方无外乎冰片、硼酸、薄荷脑或者加入一些氨基酸等。

这些眼药水中真正起作用的是氯化钠，也就是盐水。冰片、薄荷脑之类是让你有瞬间清凉感，表示眼药水到此一游，至于其他号称营养成分的氨基酸等根本无法被眼表吸收。如果这类眼药水只是无功无过，那么作为商品，在广告的加持下售卖也无可厚非。但实际上这些眼药水的成分都会破坏我们正常的眼表泪液层，长期使用势必加剧干眼，长期来看症状会越点药越严重。

国内这类眼药的生产厂家都不是专门的眼药企业，都是专注于研发生产各类中成药的多类目企业，这类眼药也是打着中成药的旗号在市场上销售。有意思的是，我发现一款日本网红眼药水竟然是由日本最大的眼科制药公司研发生产，为此笔者专门询问了一位日本教授，请他谈谈对这种专业眼科制药公司生产并不符合眼科界主流价值观的眼药的看法，该教授说很多年轻人在网上购买，这也没有办法，但是只要是他的患者，他都会详细告知："只能点我开的药。"

（五）人工泪液是什么？

眼科医生的建议是，正常情况下能不点眼药就不要用眼药，我们的眼部有完备的自我保护和防御机制，使用眼药来"保健"是对勤勤恳恳的免疫系统和功能繁复的眼表泪液的"不尊重"。

那么对于确实有干眼的症状，比如干涩眼刺痛、异物感，或者长期对着电脑工作的人群，什么眼药水安全又有效呢？

在此推荐且只推荐人工泪液。

干眼简单而言就是泪液的相对不足。最简单的办法就是补充泪液。人工泪液是一类药物的总称，指的是模拟我们泪液成分研制的一类药。当然，实际上它的模仿程度并不高。我们自己产生的眼泪是非常高级的，虽然只有薄薄一层覆盖在眼睛表面，但是含有丰富的营养物质和溶菌酶，有油脂、水液、蛋白，还可以给眼睛提供氧气，总之功能非常强大，这也是为什么医生越来越认识到，有正常的眼泪是多么重要的一件事情。但是很可惜，人工泪液只能起到正常人眼泪的很小一部分作用。

那么说回来，干眼最简单的办法就是用人工泪液来补充我们不够的泪液。市场上销售的人工泪液成分相对比较单一，如卡波姆、羧甲基纤维素钠、玻璃酸钠，聚乙烯醇等，都是有一点黏稠度在体温下可以液化的透明物质。比如，我们平常做 B 超时，超声探头上涂的透明的黏糊糊的螯合剂，其实就是卡波姆。不同的人工泪液配方有一定的侧重点，现在的科技只能做到这个程度，暂时没有比较完美的模拟眼泪的人工泪液。所以当干眼时，我们可以先试着选择一种配方的人工泪液，如果觉得效果好就长期使用；如果觉得效果不好，可以换另一种成分的人工泪液，直到找到自己使用最舒服的一种。

那么人工泪液的使用频率是多少呢？人工泪液在眼睛表面可

以留存多长时间呢？每次要点几滴呢？这里告诉大家几个小常识，我们眼睛表面的泪液是随时循环的，分泌出来之后，在眼睛表面上趟一遭，就从下眼皮靠近鼻子的地方（此外有一个小泪点）引流到鼻子里去了，可以将其想象成一个浅浅的小池塘，上面放水，下面漏水。这个小池塘的容积有多大了呢？其实只有50微升，也就是一滴眼药水的量，所以每次如果你点超过一滴都是浪费了。另外有没有感觉有时候点完眼药水嘴巴里苦苦的，因为眼药水会从内眼角的这个小管道，即泪道引流到鼻子，然后流到喉咙里，如图5-2所示，黑线处是人类的下泪道，六角星处指示泪囊位置，点完眼药水可以按压此处。为了最大化地利用药水，每次点完眼药水后，最好用手指头按住图5-2中黑色星号标出部位，按压一小会，让眼药水不那么快引流掉。人工泪液的使用频率，每天推荐3～6次，如果觉得眼睛不舒服可以增加剂量，现在没有任何证据证明多次使用人工泪液会让人上瘾或者有副作用，所以放心大胆地用吧。

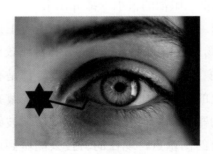

图 5-2　点完眼药水可以按压六角星处

如果每天点药次数多的话，强烈推荐购买不含防腐剂的人工泪液，因为长期使用防腐剂，即便剂量很低也会加重干眼症状，得不偿失。这也是为什么眼科医生不推荐任何市面上出售的其他眼药水，包括各种海外代购网红药，其中都有防腐剂也就是苯扎氯铵的存在。记得一句话，好的人工泪液是润物细无声的，点上是没有任何感觉的。

怎么鉴别人工泪液中有没有防腐剂呢？去药店购买的时候，绝大多数工作人员都不知道如何区分？除了看成分表有没有苯扎氯铵，这里还可以教大家一个最简单的办法，就是看包装。所有一小支一小支单独包装的，零点几毫升一支的，都是不含防腐剂的，如图5-3所示。所有大瓶的，几毫升一支的，都是含防腐剂的。除了一种叫"海露"的人工泪液例外，其包装是通过专利设计的，不含防腐剂，每天使用一小支，打开后保存时间为24小时，过夜即弃用。

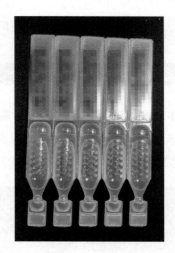

图5-3 不含防腐剂的眼药水做成一小支单独包装

现在唯一获批的针对视疲劳的眼药水叫"施图伦"，也是不含防腐剂的中成药成分，可以和人工泪液协助使用，有相互辅助作用。效果见仁见智，感兴趣者可以试试。

第三节 如何提防近视那些讨厌的并发症？

在门诊，常常会有很多超高度近视的患者很紧张地问我：医生，我的眼镜度数这么高，会瞎吗？这真的不是杞人忧天，近视者伴随着视网膜脱离、黄斑病变、玻璃体变性液化等问题，这其中部分问题的确可致盲，还有一些会影响我们的生活和工作。幸运的是，随着医学的发展，这些近视引起的致盲眼病都是可防可控的。掌握了本节的筛查和自检技巧，相信读者们既能了解这些并发症的来龙去脉，也能很好防治严重并发症的发生。

一、眼前小飞蚊是什么？

飞蚊症是玻璃体混浊的民间称呼，表现为眼前点状或者线状如蚊子一般，随着眼球的转动而飞来飞去，如图 5-4 所示。自我诊断玻璃体浑浊的要点是判断眼前是否有"会飘动的灰点或者灰线"。

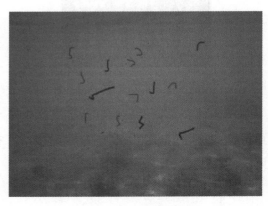

图 5-4 飞蚊症患者眼前有点状或线状如蚊子飘动一般的症状

玻璃体是果冻一样的透明物质，完整地填充在眼球里面，随着年龄的增长或者近视的发生，玻璃体就会液化，胶原发生坍塌，特别像果冻放入冻柜再拿出来解冻后那种半液体半凝胶的状态。玻璃体的透明性也因此受到影响而产生"飞蚊"。

（一）"飞蚊症"玻璃体混浊可以怎么治疗?

玻璃体混浊非常常见，几乎所有近视者都有体会，年龄越大，飞蚊越多，在明亮的阳光下会特别明显。在不严重的情况下，一般治疗方式是：忽视它。如果玻璃体混浊特别严重，影响生活，降低视力，可以手术切除整个玻璃体。我们现在认为玻璃体就跟阑尾一样没有什么生理作用，国内很多医院已经开展了微创27G玻璃体切除手术，27G指的是用大约不到半个毫米的针头在眼睛上戳三个洞，伸入手术器械将玻璃体完全切除，再用水液填充玻璃体腔。这个手术方法已经很成熟，但是应用范围尚有争议：比如，如何准确判断哪些人群的病情已经达到需要手术的程度？对于某些患者进行手术是否属于过度治疗，甚至会得不偿失？

还有一种技术是使用YAG激光来治疗玻璃体混浊，其原理相当于用激光隔空将困扰我们的大片玻璃体混浊物击碎并分解成小块。国内有少数医院使用这项技术，技术本身并不是很有难度，争议还是在于这项治疗的意义。就像空荡荡的房子里有一只麻雀飞来飞去，很令人讨厌，此时用一把枪砰地打在麻雀上，麻雀小部分溶解，大部分碎裂，悬浮分散在房间里，这样不是更令人讨厌吗？何况在击打过程中，如果没有打到漂浮的麻雀，子弹会不会误伤房间中的其他部位呢？

（二）哪些情况下的玻璃体混浊需要特殊注意呢?

玻璃体混浊本身并不是一个迫切需要治疗的疾病，甚至算不上病，只是一种状态，近视者基本都会出现，并且随着年龄的增长而变得严重。玻璃体混浊本身也不会引起任何致盲或者视力下降的问题。但玻璃体和视网膜紧密连接，所以玻璃体的突发改变，很可能是视网膜疾病出现的提示。因此，如果出现以下情况就不是普通的玻璃体混浊，需要引起高度重视，应尽早去医院排除视网膜疾病：

（1）突然感觉一只眼睛的飞蚊增多或者眼前突然出现环形的漂浮物，则提示玻璃体的界膜可能被拉破，这是视网膜脱离的先兆。

（2）突然感觉眼前发红或者视物有固定的遮挡，视力下降，则提示玻璃体腔积血或者其他视网膜问题。

（3）漂浮物增多后出现快速且严重的视力下降，可能是眼内的感染或炎症，需要尽快就医。

二、视网膜脱离会瞎吗？

视网膜是我们眼球壁最内侧附着的一层很薄的组织，这层只有 0.1 毫米厚的组织上有 10 层细胞结构功能区，12.5 亿个光感受细胞，是我们视觉成像的超高清胶片。视网膜的功能一旦损伤就几乎无法逆转，也没有办法更换，而它又是如此重要，更需要我们小心呵护。

随着近视度数的增长，眼睛前后径变长，外侧壁巩膜，也就是眼睛这个相机的外壳会发生重构。但是，贴在巩膜内侧仅仅 0.1mm 厚的视网膜无法重构，只能随着巩膜被拉长、延展，延长到一定程度就会拉出破孔，导致视网膜脱离。

（一）视网膜脱离是突然出现还是缓慢出现？

在近视发展的早期，视网膜还可以跟着巩膜一起延展，当近视发展到一定度数，视网膜局部就会不堪重负，被内面紧紧贴附的玻璃体牵拉出裂孔，只要有裂孔的存在，视网膜就很容易在短期内脱离，如图5-5所示框内显示视网膜裂孔，周边出现广泛视网膜脱离。

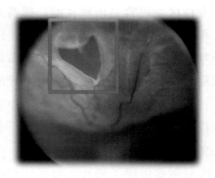

图 5-5　视网膜裂孔及视网膜脱离

这也就是为什么中高度近视，尤其是500度以上的近视，可能会引发视网膜脱离等严重的视力问题。而视网膜脱离往往出现得很突然，让人猝不及防，那是因为在脱离前视网膜缓慢变薄的过程我们是没有感觉的，而裂孔常常出现在周边视网膜，只要没有发生脱离，我们自己也是感受不到视网膜上裂孔的存在的。

成年后，虽然大多数人度数不再发展趋于稳定，但视网膜已经被拉薄，这个过程是不可逆的，所以视网膜牵拉出现裂孔的可能性终身存在。随着年龄的增长，视网膜脱离的风险还可能增加。所以强烈建议，对于每一位中高度近视的朋友，最好的眼保健办法就是每半年至一年去眼科做散瞳的眼底检查，可以尽早地发现视网膜裂孔以及可能出现视网膜裂孔的变性区域，在出现视网膜脱离之前予以治疗，尽量不影响未来的视力。

注意，在"视网膜变薄—出孔—脱离"这一病变发展过程中，不同的时期，医生给予的处理方式是不一样的，产生的后果也不同，总体来说，发现问题后越早干预，效果越好。

（二）视网膜脱离应该怎么办？

定期检查时如果发现周边视网膜已经很薄，某些区域甚至出现变性，那么在变性区会很容易出现孔洞，需要立即进行视网膜激光光凝治疗。视网膜激光光凝治疗不需住院，门诊即可完成，第二天就可以上学、上班，恢复期大约一周。激光治疗方案是在视网膜变性区域周边用激光包绕几圈，利用激光的热效应诱发局部小范围炎症，一两周后激光的斑点就像一圈小钉子，把变性区的周边锚住，这样视网膜就可以稳固地贴附，不会脱离，激光后视力不会有明显改变。

如果在视网膜脱离前发现了裂孔，也可使用激光封闭裂孔及变性区的周边，这样视网膜也不会脱离。这种情况属于万幸，因为在眼科医生的常规认识中，从视网膜出现裂孔到脱离的时间非常短，在裂孔出现后视网膜脱离前能够使用激光力挽狂澜，确实有很大的运气成分。

有裂孔的区域可能整个视网膜都是薄的，激光封闭这个办法只是治标不治本，变性的区域可能继续扩大，超越已有的激光封闭区，或者在原来正常的位置出现新的变性区甚至裂孔，封闭了一个裂孔，可能日后在旁边会再出现其他裂孔。因此，即使激光封闭后，也需要定期复查，观察是否需要补激光。有许多超高度近视患者周边视网膜情况非常糟糕，基本上没有一块正常区域，这种情况下可能会用大量激光，但效果也不尽如人意，视网膜脱离的风险仍然很高。

一旦发生视网膜脱离，则需要尽快手术治疗，否则脱离范围会越来越广。脱离时间越长,脱离范围越广,术后视力恢复就越差。曾经在门诊碰到一位在国外留学的女孩,过年回家才告诉父母一只眼睛视力不佳,父母带来检查时才发现是视网膜陈旧性脱离,视网膜脱离太久,已经僵硬得如牛皮纸一样,手术中无法完全松解展平,更不能很好地贴附长好,因此术后视力很差,一只眼几近于盲。追问女孩的病史,女孩说这个学期一开学就觉得眼睛前面有一块黑影,因为离家太远,国外医疗太贵,就扛到过年回家,期间黑影越来越大。我常常和患者打比方,视网膜脱离就像把地里的树苗拔出来扔在旁边水泥地上,它自己是无法长回去的,必须抢在枯萎之前给栽回去,视网膜脱离后若在早期就手术,术后完全可以恢复到正常视力,尽快手术就是最佳治疗方案!

(三)视网膜脱离的自检办法

视网膜脱离的自检办法中,最重要的是近视者需要定期筛查眼底,最好是挂"视网膜专科"的号,并且固定一位信任的医生,这样对自己眼底视网膜的变化会有连贯的认识。值得注意的是,视网膜最容易在周边出现变性区域,因此眼底检查最好是散瞳,否则通过小瞳孔是无法看清楚周边区域视网膜有没有问题的。如果检查没有问题,可以一年进行一次筛查,如果打了激光或者有变性区,需要按照医生的要求缩短观察期。

视网膜脱离最常见的征兆就是眼前有固定的一块黑影遮挡,自检方法很简单:用手遮住一个眼睛,另一只眼直视前方,观察自己视野内有没有固定的缺损区域,这个区域最常出现在某个周边角落,如图 5-6 中左上角所示。视网膜脱离出现的眼前黑影遮挡部分不会移动,如果不治疗可能很快会扩大并往中央蔓延。

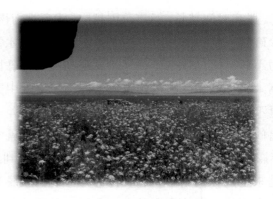

图 5-6 视网膜脱离出现的眼前黑影遮挡

注意，这个黑影一定是固定不动的，无论你的眼球往哪个方向转动，它一直都在那儿，可能还会随着病情加重而扩大范围，这个时候应立即去医院急诊的眼科。

视网膜脱离之前会有什么征兆吗？答案是大部分人都会有，比如：

（1）前面提到的突然感觉一只眼睛的飞蚊增多或者出现眼前水波纹感等。这说明眼球增长导致玻璃体和视网膜相连的那一层很薄的囊袋拉破了，在拉扯的过程中，视网膜可能也出现了损伤，继而发生脱离。

（2）眼前闪光感：突然感觉到如大自然闪电一样的闪光感。有时候会在眼球转动时出现，这是玻璃体牵拉视网膜后视网膜上的神经元异常放电，如果频繁出现，则说明某一个区域的玻璃体已经在牵拉视网膜，这样很容易牵拉出裂孔，导致视网膜脱离。

这些只是提示，不代表已经出现视网膜脱离，但是需要高度警惕未来短时间内可能会发生，应对办法依旧是尽早到医院，由医生处理。

三、眼睛有黄斑是什么病?

很多近视者会告诉医生:我的眼底出现了黄斑是什么问题?其实,每个人的视网膜上都有黄斑,而且它还是关乎我们视力最重要的区域,如图 5-7 方框内所示,它是视力最敏锐的地方。图 5-8 所显示的是正常的黄斑部结构,中央凹陷区为黄斑中心凹——视力最敏锐处。黄斑区的结构和视网膜其他部分结构不同,厚度基本只有 0.15 ~ 0.2mm,不到周边视网膜厚度的 1/2。因此,高度近视患者在延伸牵拉下最容易出现黄斑区的萎缩,甚至出现黄斑裂孔。

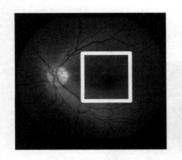 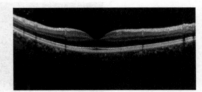

图 5-7　眼底视网膜照片　　　　　图 5-8　正常的黄斑部结构

(一)黄斑疾病如何自检?

黄斑疾病也有一个如下的简单自测,如图 5-9 所示,测量方法是:遮住一只眼睛,分别用左右眼看下面左边的表格,如果横竖没有变形,可以初步判定黄斑没有问题,如果出现右图所示中央部扭曲变形,黑点扩大,说明黄斑区出现病变。需要提醒的是黄斑区出现问题也会导致色觉异常,或者视物大小形态发生改变及扭曲,比如看字部分大、部分小,严重影响辨认。

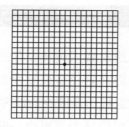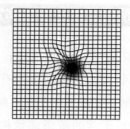

图 5-9　黄斑疾病自测图示

　　黄斑萎缩现在没有很好的治疗办法，黄斑裂孔可以根据情况酌情进行手术治疗，治疗效果因人而异，总体来说不会特别好。

　　黄斑裂孔时的视物情况是视野中央缺损。患者会明显感觉与人对视时看不见对方的眼睛和鼻子。如图 5-10 所示，黄斑裂孔出现的中央视野缺损，一般看东西正中央是固定的黑影遮挡。

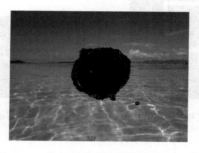

图 5-10　黄斑裂孔出现的中央视野缺损

　　高度近视者年老后也容易发生老年性黄斑病变，并且现在还没有特别好的治疗办法。报道曾说周汝昌老爷子鲐背之年仍笔耕不辍，目昏耳聩，双眼几近于盲，当时就猜想他应该是黄斑病变。如果是萎缩性改变，属于现代社会的不治之症，因为我们目前还没有办法模拟出视网膜如此精确的构造和功能。近十年来，对于黄斑病变的部分类型，我们有了革命性的治疗药物，高度近视引起的黄斑区新生血管出血导致的严重视力下降，曾经是不治之症，现在依靠眼内打几针抗 VEGF 药物就可以极大缓解,虽然药物很贵,但是效果显著,这让很多过去医学判断为失明并没有复明希望的人重新获得了视力。因此,以现在科技的进步速度,笔者非常乐观地认为,等我们老了,可能就有很好的办法来解决其他高度近视引起的致盲并发症了。黄斑病变也是眼科领域科学家主攻的疾病之一。

(二)眼前突然出现一个圈是什么病?

近视有时候也会表现出如图 5-11 这种危机时刻,即视网膜上方黑色背景下白色的细丝就是玻璃体的界限。玻璃体和视网膜相贴,但随着眼睛前后径变长,玻璃体后部和视网膜逐渐分离,但在最重要的黄斑区域,它们的连接是最紧密的,所以就会出现图 5-11 这种情况,玻璃体和视网膜仅有的一点连接,将视觉最敏锐点黄斑中心凹拉变形了,我们称之为玻璃体黄斑牵拉综合征。每次眼球转动或者其他情况,玻璃体跟果冻似的晃两下,下面扯着的这点就会有反应,表现为一过性的闪电感。除此以外,这个阶段的患者可能还会出现轻微的视物变形,也可能没有症状。如果此时来就诊,可以依靠手术人为地将这个连接断开,使视网膜恢复正常状态。但如果患者未就诊,那么在未知的某一天的某个时刻,这个连接不堪重负就会被扯断。如果断的位置还刚好在玻璃体视网膜的交界界面,那玻璃体走了,下面视网膜回复原位,两者互不干涉,闪光感的症状也随之消失,这就是最理想的状态。患者此时经常会因为发现眼睛前面突然多了一个圆环而惊慌就医,这其实就是玻璃体后界膜撕扯破裂的那个洞,若是这种情况,医生反而会放心下来,因为最凶险的时期已经过去,就像摇摇欲坠的飞机已经平安着陆。

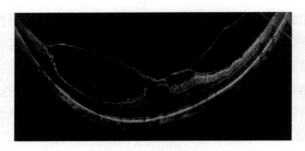

图 5-11 玻璃体黄斑牵拉综合征

但如果牵拉太紧，那么在扯掉的一瞬间可能会将视网膜的黄斑区拉出一个裂口，它可是最敏锐、最宝贵的一块，轻则视力受损，重则直接拉出大孔，造成黄斑孔性的视网膜脱离，那么即使及时手术，术后也不可能完全恢复到术前视力。如果视网膜裂孔的孔径很大，或者拖延治疗，导致脱离范围很广，那么即便手术也有致盲的可能。谁也不知道这个连接什么时候断。因此，定期复查，当出现眼前固定部位黑影遮挡、视物变形等视网膜脱离的症状应及时就诊。

四、如何缓解眼睛疲劳酸痛感？

很多人会有这种感觉，早上起来眼睛状态还好，到了下午或晚上就开始视物模糊，甚至头痛眼胀，但睡一觉后又会明显好转。越来越多的近视者会出现眼睛不适的症状，包括眼酸、眼胀、黑眼圈，甚至出现头疼、眩晕、呕吐，就诊时直呼"都是手机害的"，却对手机等电子产品恋恋不舍。

其实，问题就在于电子屏幕。国外有些文献把每日面对电子产品 4 小时以上出现的眼部和手部不适统称为"视频终端综合征"，而实际上我们现代白领每日面对电子屏幕的时间远大于 4 小时。

（一）为什么看电子屏幕久了会眼睛不舒服?

印刷体的纸质书都是静止的，而电子屏幕不一样，它是随时在闪烁的。检验方法很简单，拿着手机打开摄像头对着电子屏幕，看看是不是都是忽明忽暗的光线闪烁?

眼睛这个最伟大的"照相机"，从来都是尽力而为，使命必达，所以当我们专注地看着电子屏幕时，眼睛也在尽最大努力，时刻微调以应对屏幕高频的变化。这种微调主要是由这块叫"睫状肌"的肌肉完成的。想象一下，看纸质书时，睫状肌的工作量相当于每天提着一桶几十斤的水几个小时不停歇，而看电子书时，这桶水重量没怎么变，但是会自动晃荡，此时不仅要提着这桶水，还要通过各种肌肉微调保持桶里的水不洒出来，导致的直接后果就是肌肉拉伤或者痉挛。

所以当你看电子屏幕后出现眼胀甚至头痛恶心的症状，就是睫状肌因痉挛而罢工了。而近视者本来这种调节力就会下降，这些视疲劳症状更容易出现。

引起视疲劳的原因里，干眼这个病因也不容忽视。干眼和视疲劳是一荣俱荣、一损俱损的关系，二者总是相伴发生。中华医学会在2014年发布的一份《视疲劳诊疗专家共识》中提到，一半以上的视疲劳患者存在干眼症状。

什么是干眼?顾名思义，就是眼睛表面干燥，干燥的原因是眼泪的质和量出了问题。我们每次眨眼，眼皮就会在眼球表面均匀地涂抹一层眼泪，称之为泪膜。正常的泪膜是稳定的三明治结构，中间99%是水，但是上下分别有一层油脂和一层蛋白。这种三明治结构让泪膜不那么容易出现破裂，一旦出现破裂，眼表的神经裸露，我们就会不自觉地眨一次眼，重新粉刷一层均匀的泪液，周而复始。

角膜（黑眼珠）上的神经密度仅次于大脑。神经一旦裸露出来，就会产生严重的针刺般的疼痛，鼻涕眼泪一把抓，刺激症状非常重，频繁眨眼，甚至出现睁不开眼的情况。保护神经不裸露的最大卫士就是这层薄薄的健康的泪膜。

现在有个小办法可以帮助你简单检测自己的泪膜是否稳定，眨眨眼之后睁开眼睛，开始计时，看自己能坚持多少秒不眨眼。如果能轻松坚持十秒以上，那么可以初步判定泪膜的稳定性是不错的。正常人的泪膜 10 秒以上才会破裂，质量差的泪膜很不稳定，可能几秒就破裂，刺激我们再次眨眼涂层泪膜，其表现就是患者频繁眨眼并有刺痛不适感。

为什么会这样呢？大多数人的问题就出在泪膜三明治中那一层特别薄的油脂上。

这层油脂是由我们的睑板腺分泌，睑板腺竖着排列在眼睑上，开口在睫毛根部，如图 5-12 所示。睑板腺可以想象成脸部的皮脂腺，正常状态下分泌的油脂轻薄透明，但是不正常状态下就会开始分泌又硬又脏的"地沟油"，甚至堵塞睑板腺口，形成眼睑的痘痘，也就是大家常说"看了不干净东西会长的"麦粒肿了。

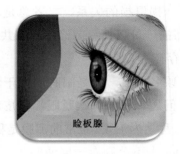

图 5-12　睑板腺是眼睑上分泌睑脂的腺体

（二）怎么护理和清洁眼周呢?

首先教大家判断睑板腺分泌的油脂不好的方法。下列症状的出现有很强的提示性，比如眼痒（还有一部分眼痒是过敏），看东西一会儿清楚一会儿不清楚，反复眨眼才能看清楚东西，清晨起床尤其严重，下午又有所好转，睫毛上常常脏脏的，这些都提示睑板腺分泌的油脂质量不佳。当然，对于本来脸部就有很多痘痘的年轻人来说，睑板腺的功能很可能也不好。长期的不规律生活作息、饮食油腻等不良生活习惯也会加重这些问题。那此时该怎么办?

脸上的痘痘和皮肤问题我们会每日清洁，做做热敷按摩。但是我们从来都不会清洁热敷或按摩眼睑。那么这个有必要吗?

事实证明是必要的，甚至有些学者预测，未来人们会每日清洁热敷来按摩眼睑，就像我们每天刷牙、洗脸一样平常。

那么对于那些已经有症状或者易生痘的高危人群而言，如何进行科学护理呢?

（1）第一步：用一些轻柔的无泪配方婴儿洗发液，加水稀释后清洗睫毛根部，然后用清水冲去。

（2）第二步，也是最重要的一步——热敷。

正常的睑板腺油脂是稀薄的，熔点低于体温，所以每次眨眼都能顺利地将它们挤出来和泪水适量混合，起到保护作用。但是异常的睑板腺油脂却不同，它的最大特点是熔点升高了，体温已经无法将其融化，需要给予一个更高的温度，并且持续保持这个温度一段时间后，才能把油脂从膏状变为油状，更有利于排出。

如图 5-13 中是医院的睑板腺按摩强行将睑板腺油脂从开口挤出，也称为"睑板腺按摩"。睑板腺按摩后挤出的睑板腺油脂，即图中箭头所指都是凝固的"地沟油"——不健康睑脂。这个按摩并不舒服，而且非常疼痛，但是很多人做完后症状会明显改善。

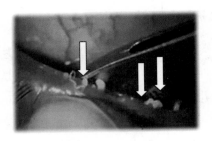

图 5-13　睑板腺按摩

常常有人反馈说自己天天都做热敷，早晚各一次，每次 10 分钟，为什么还是没什么效果啊？这里要重点注意：热敷不在于次数多和时间长，关键在于要热敷到位。怎么算热敷到位呢？简而言之，最好使睑板腺的局部温度达到 40℃ 以上并持续一段时间才行。用毛巾热敷效果不好，因为还没给眼皮加热到这个温度，毛巾自己就凉了。

因此，无缝紧贴眼皮、持续发热、温度稳定不下降，这三点同时满足才是一次有效的热敷。有些医院会配备熏蒸仪器，用雾化带温度的蒸汽来帮助睑板腺内油脂的软化，或者使用强脉冲光可以起到比单纯热敷更好的效果。

（3）第三步：按摩。

当你把牙膏样的睑板腺油脂软化或者融化后，就需要辅助按摩将融化的油脂挤压出来，排空腺管，做一次睑板腺大扫除。按摩的手法可以是用食指或者中指指腹稍微用力从内眼角到外眼角，沿着睫毛根部的眼睑皮肤按摩过去。注意力道不能太轻，不然油脂无法挤出。

所以请记住"清洁—热敷—按摩"，每一步都有讲究。如果认真做到位，很多人症状缓解效果非常明显，眼睛明显"轻松"了。

笔者曾经申请过一个发明专利，一个手持的自动睑板腺按摩仪，它会紧贴眼皮的弧度发热，然后再摆动按摩眼睑，一边软化睑板腺油脂，一边将已经瓦解的油脂挤出来。很多同事知道后都特别热情地问我什么时候专利批下开始量产，待仪器问世后帮他们简单高效地完成睑板腺按摩。

除了睑板腺热敷按摩，适时地远眺，也可以缓解睫状肌的痉挛，改善视疲劳，为"电量不足"的眼睛快速充电。

为何是远眺呢？因为睫状肌的特殊功能构造，在远眺时（>5m）肌肉是放松状态，就好像把提着的水桶放在地上，让肌肉得到休息。

所以我们常常建议，每看 15 ～ 30 分钟后远眺一下，就是趁着肌肉还没劳累到痉挛的程度，赶快歇口气放松一下。如果已经痉挛了，远眺的效果就不明显了。肌肉已经抽筋了，即便不提东西也不好缓解了。

当然，干眼视疲劳的种种不适，光靠按摩、远眺、点眼药都不会逆转，只会减轻症状，而且这种不舒服往往随着用眼时长的累积和年龄的增长会越来越明显，也会越来越难以改善，睫状肌的功能会随着年龄增长而下降，也就是所谓的积劳成疾。因此，更重要的是生活方式的改变，"走出去，动起来"，才是最佳方案。

眼科急诊室解析

文眼线的错

文眼线和文身一样，是使用专门的小针蘸着染料针刺具体部位，将染料留在皮肤里达到美容的目的。文眼线的部位在医学上称为睑缘，眼睑的皮脂腺恰好开口在这里。文眼线的过程造成了局部广泛的炎症反应，像是人为导致了一次睑缘的感染，文完总会红肿好几天，直到结痂脱落。但是炎症反应的必然结果就是导致局部结构出现改变，睑板腺的开口也会受到影响。年轻时因为睑板腺功能好，往往在当时并不觉得有什么不适。当年岁渐长，体内激素水平发生变化，加上文的色素的慢性刺激，导致了睑板腺内油脂的分泌和性状都相应改变。这层油脂是我们眼泪的重要组成部分，油脂成分、性状和分泌量出问题了，泪液也随之出问题，更容易蒸发，引发干眼症状，并且会随着年龄增长而加重。

身体其他部位文身可以用激光去掉，眼线却没有办法去掉，因为激光的使用可能会给眼睛造成更大的伤害。对于张女士，医生只能为她开一些人工泪液，并且嘱咐她可以多做做眼睛局部热敷按摩以缓解她的干眼症状，也希望她能奉劝身边的姐妹们，爱美无错，但是文眼线绝不是一个好的选择。

科普加油站 近视者生孩子容易视网膜脱离，是谣言吗？

近视者连生孩子都会视网膜脱离，真有这回事吗？

还真有这样的情况，但临床中并不多见。

在怀孕期出现明显视力下降的情况一般主要有以下三种原因：

第一，视网膜本身有问题，周边有裂孔或者变性区，在怀胎十月过程中也不会检查，即使发现问题也无法治疗，只能眼睁睁看着疾病变得严重。曾经接诊过几例孕妇，发现右眼视网膜脱离，左眼周边也有不少变性区。如果患者不是孕妇，那么右眼立即手术，左眼门诊激光治疗就可以了。视网膜脱离有两种常规手术，一种损伤小，但较疼痛，可能引发流产或刺激早产；另一种损伤大、疼痛小，但术后需要俯卧位趴着睡觉一个月，孕妇显然也不现实。只能反复和孕妇沟通，由她和家人商量后自己决定。有一位孕妇怀孕8个多月，商量后选择立即手术，术后直接剖宫产，母子平安。还有一位孕妇怀孕5个月，为了孩子只能等到8个月后再手术，术后立即剖宫产，孩子倒基本没什么问题了，但她的视网膜脱离成了陈旧性病变，即使手术也会终生严重影响视力了。

第二，顺产时的憋气用力动作，在医学上有一个名词叫作"Valsalva 动作"，这个动作导致下腔静脉回流暂时受阻，会出现胸腔及颜面部血管腔隙压力增大，特别容易导致小血管的撕裂、视网膜前出血或者玻璃体牵拉视网膜脱离，尤其是在高度近视者本身玻璃体和视网膜就有一些病变的人群中容易发生。所以如果800 度或 1 000 度以上的超高度近视者，或者在孕期就发现周边视网膜有裂孔或变性区无法马上处理的人群，选择不用憋气的剖宫产更加安全。

第三，属于很个别的案例，在怀孕期间母体的免疫状态和平时差别非常大，有些准妈妈会表现出非常亢进的特异性的免疫状态，会出现一些自身免疫病，如视神经炎等，严重影响视力。这种情况如果不能用药物治疗，有时候医生会权衡利弊建议终止妊娠。毕竟现代社会中，很少有家庭会为"保孩子还是保大人"这样的议题纠结很久了吧。

总体而言，大多数的问题在孕前都还是有征兆的。因此，我们建议所有备孕的近视女性，尤其是 600 度以上的高度近视者，为了减少自己的麻烦，降低致盲的可能，应该在孕前到眼科彻底检查包括视网膜在内的眼睛组织，若有问题尽量在怀孕前妥善处理好。

第六章　选择一副合适的眼镜："框架"与"隐形"大不同

【眼科急诊室】　打羽毛球的惊吓

王先生是位羽毛球类爱好者，每周都会约朋友打球。他在和朋友双打时不慎被球拍击中眼镜，镜片掉了，镜框变形，脸上也有擦伤流血，被紧急送到了医院。

运动时到底戴不戴眼镜？近视者应该注意什么以避免运动时的伤害？在本章中您能找到答案。

2016 年 Brien A. Holden 等对全球近视的研究显示，预计到 2050 年，全球的近视人口比例将达到惊人的 **49.8%**。既然近视了，如果不手术矫正，眼镜就是一辈子的伙伴。一副好的眼镜，既是门面担当，又是得力助手，也是近视最简单安全的矫正工具。眼镜零售业迅猛发展，对消费者来说，眼镜应该怎么买？哪些费用可以省？哪些费用不能省？我们来详细聊一聊。

第一节　如何选择验配地点和验光师？

在讨论"在哪里配眼镜"这个问题之前，首先给大家介绍一个可能绝大多数人都不熟悉的职业——验光师。

一、一位好的验光师有多重要？

验光师和眼科医生不是同一个职业，却是唇齿相依的关系。两种职业通力合作才能为患者带来更好的视觉体验。国外有专门验光医生的博士学位，需要本科毕业之后花五年时间攻读视光学博士学位并实习一年后才可执业。一名经过专业培训的验光医生，不仅需要了解眼科的相关知识，知道诊断筛查基本的眼病，还需要熟练掌握光学、器械学、斜弱视、低视力等相关知识。在美国，不论是框架眼镜，还是隐形眼镜的购买，都是需要专业视光医生开具处方再验配的。有的州甚至规定，处方有效期仅为一年，超过一年需要重新验配。笔者所了解到的美国公立医院验光师验配处方价格是 50 美元，但也曾亲见他们因为验光费太低而举行罢工。一个好的眼镜处方是绝对值这个价的，一位好的验光医师应该可以熟练验配框架眼镜、软性和硬性角膜接触镜（即常说的"隐形眼镜"）、角膜塑形镜（俗称 OK 镜），甚至国外还有巩膜镜，以及高级定制巩膜镜 PROSE 等，同时，还能为低视力患者提供生活中的增视方案并指导患者学会使用这些工具，最大限度地达到生活自理。许多优秀的视光学博士还会参与到眼病的研究，推动视光科学的发展。

验光不是一件很难的事情，但是要验好绝对需要精湛的技术和长期的经验积累，复杂和高端的验光需求则更需要专业的训练。我国现在仅有几所大学开设了眼视光学专业的本科学位，全国仅有寥寥数个知名眼科中心有眼视光的硕士和博士学位点。因此，你很难在多如牛毛的眼镜店找到一个好的验光师，国家会组织初、中、高级验光技术考试，很多省市的劳动与社会保障部门甚至有低廉的视光师培训，但是究竟有多少人员是持证上岗，现在并没有一个确切的答案。而医院眼科中心或者眼科医院，很多验光医师的专业工作，如验配隐形眼镜、角膜塑形镜等是由眼科医生来承担。真正需要的基层视光医生大量缺乏，水平欠佳，优秀的验光师严重不足。

因此，"给予准确的验光处方"才应该是验光医师的饭碗和荣誉所在，而不是"卖出多少副眼镜"。

如何找一家靠谱的验配地点并找到合格专业的验光师是确保我们配到合适眼镜的关键步骤。验光师测量并给予准确的验光处方后，然后才拿着数值根据自己的喜好和需求选择镜框、镜片并组装。

二、如何选一家好的验光单位?

以下几点是迅速识别验光水平高低的几个小 Tips：

（一）判定验光单位的资质

儿童验光，尤其是初次验光或者是视力下降严重时，应优先选择大医院眼科的验光中心。优点是：可以辅助排除眼部疾患，如果有弱视或者斜视，可以马上进行专业治疗。前文提到，11 岁以前的弱视经过正确治疗都是基本能完全治愈的。缺点是：大医院的验光中心由于编制问题，常常采用聘用制的外聘人员，人员流动大，水平可能有差距，但是总体来说，比普通的眼镜店相对来说会更有技术保证。另外，医院的验光主要针对疾病的辨别，加之患者量大，如果度数直接用来配镜还是不妥的。医院验光的最佳途径是，挂眼科的小儿眼科或者屈光专科，由医生把关验光情况予以配镜处方。值得提醒的是，所有散瞳验光后一定要待瞳孔恢复后再次复验以确定最终度数，并且试戴欲验配度数，到处走走，试试走走楼梯和斜坡，判断有没有头晕，走路是否平稳。如果出现上述状况，一定要及时跟验光师沟通，调整眼镜度数。提前感受一下待验配度数，可以减少验配后出现不舒适而弃戴的问题发生。

如果有条件，也推荐大城市的一些高端眼视光诊所。就诊前需要关注一下诊所眼视光医生的学习和工作经历。如果医生具备前文提到的专业的验光医师专业培训过程，抑或具有视光学的学历学位，在经济条件允许下无疑是很好的选择。

眼镜店验光并不是特别推荐，除非大的连锁眼镜店。不可否认，某些大的眼镜店创始人或者首席验光师水平是高的，甚至有些人还会参与到国家级验光师技术培训教材的编写，但是这类人多已居庙堂之高，处江湖之远了。剩下的柜员就是之前说的，以"卖好眼镜"为主要任务，当然很难"配好眼镜"了。

（二）明确验光所需设备

如果看到如图 6-1 所示这个充满未来感的"综合验光仪"，那么会熟练应用这个仪器的验光师一般不会很差劲，可以优先考虑。综合验光仪不仅可以检测近视、远视、散光度数，还可以测量调节能力、老花度数、双眼视功能等。它是验光届的"全能武器"，当然操作它对验光师的水平要求也大大提高。

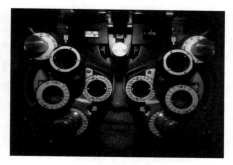

图 6-1　综合验光仪

除图 6-1 中的综合验光仪外，国内很多公立医院还是使用如图 6-2 所示这套设备。验光师根据检影的结果从镜片箱里取片插上检测，熟练的验光师也能根据这套设备实现大多数综合验光仪具备的功能。

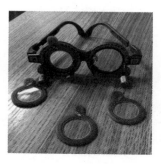

图 6-2　最常用的插片试戴眼镜架

161

在此强调，如果仅是电脑验光就打印结果出报告，那是绝对不准确的。电脑验光只是粗测度数，结果和实际的误差会比较大，绝对不能拿这个度数来配镜，这样做的眼镜店不在少数，也是非常不专业的表现。

我们国家对于规范的验光场所是有明确要求的，包括应具备裂隙灯显微镜、检影暗房，直接检眼镜等，如图6-3所示，医生可以在裂隙灯显微镜下看到放大6～40倍的眼睛，寻找病变细节。每一位初次验光配镜的客户都应该有这些检查，在配镜前排除眼部的基础疾病。许多眼镜店按要求购买的这些设备却沦为摆设，像工艺品一样被小心呵护，却没有使用。在美国访学期间，笔者有一次接待了一位患者，患者本人就是该医学院的学生，他通过学习强烈怀疑自己患上了一种叫"圆锥角膜"的病，但是专业眼科医生预约在3个月后，在等待中经历了比较明显的视力下降，万分焦急的他突然灵光一现，找到了当地大连锁超市的一个眼镜店，眼镜店里竟然配备有这项检查，于是他依靠眼镜店的检查确诊了圆锥角膜。当他来到眼科就诊时，因为诊断明确，很快就做了角膜移植手术。这个有点黑色幽默的故事连外国医生都非常感叹。

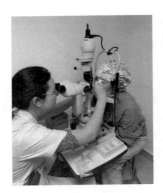

图 6-3　医生使用裂隙灯检查眼睛

(三)验光也属于服务?

作为一名公立医院的医生,笔者也不得不承认,公立医院是几乎没有服务的。而且国家规定公立医院眼科是不能自行经营眼镜店的,只允许验光并开具相应处方。而我国公立医院的验光处方非常便宜,据不完全统计,很少超过 50 元,散瞳后待瞳孔回复后的复验就更加便宜。所以现在很多公立医院的做法是,由医院的第三产业办之类的机构在医院附近设立眼镜店。其优点就是这些眼镜店服务人员的准入要求更高,对于医生验光处方能够更好地解读,配镜质量也相对能够保证;缺点就是镜架和镜片都过于昂贵,因为眼镜店的性质已经不像公立医院那样具有公益属性了。

笔者中学阶段刚刚查出近视时去了本地一家有名的眼镜店验光,验完光后被强制在眼镜店配镜,由于价格非常昂贵,让笔者对强买强卖产生了强烈的厌恶与抵触。但是究其根本也可以理解,验光这项服务很需要技术,也是该知名眼镜店的招牌,但是定的收费标准却很低,而镜框跟镜片作为商品销售则是暴利,只有捆绑销售才能持续生存。20 年过去,这个眼镜店依旧存在,生意也不错,有次笔者再次进去探访,验光时竟然找出了 20 年前我的验光档案,让我唏嘘不已。

在国外验光处方跟配镜是分开的,我们可以像拜访医生一样拜访验光医师并提出需求,医生为我们测量获得处方后凭此处方可以在任何眼镜店选择和购买眼镜。对于国内消费者,现阶段我们比较推荐的做法是去医院的眼科,通过看病的途径获得验光处方,再到信赖的眼镜店去选择镜框和镜片,最后在眼镜店享受镜框、镜架的"三包"服务。

第二节　框架眼镜的选择技巧和原则

镜框的选择也有很多门道，需要从下面几个方面着手考虑。

一、框架材质如何选？

一般有塑料材质的镜框和金属镜框，其中金属材质又包括纯金属和合金金属，如纯钛、α钛、β钛，Ti-Ni记忆金属钛等。总体而言，金属材质，尤其是纯钛会相对贵些，当然也会有品牌和制造工艺的价值包含其中。

我认为材质无所谓好坏，可根据需求来选择，还需要判断镜框和价格是否匹配。

有个小窍门就是，在镜框上其实必须标明材质，这一点你知道吗？

一般在右边的镜腿内侧会有很小的英文标明它的材质。如大家所知，镜框的水比较深，价格差距大。比如，镜腿标注是PURE-TITANIUM，Ti-P或Titan- P，说明除了鼻托支架、铰链螺丝这些附件以外，其他部分都是由纯钛制作的。区别纯钛镜架也有一个小窍门，可以用磁铁去吸镜架，如果能产生磁性反应，就一定不是纯钛镜架。如果标注的是Titan-C或Ti-C，说明除了附件以外都是使用钛合金制作，不能按纯钛的价格。除此以外，有些标注是提示眼镜的哪些部分用的纯钛或者钛合金，是镜框或镜架，还是全镜使用。部分镜腿上还会标注产地。

二、按脸型选镜框款式的基本原则

不同的脸型适合不同的镜框，有些基本原则也可以与大家探讨。

眉毛的最佳位置是将脸部分为上 1/3 和下 2/3，如此能将脸型的分割满足黄金分割比例，有最匀称的美。因此，如果眉毛比较高，下部分脸比较长，可以选用深色的镜框，在视觉上压低眉线；反之，如果下半部分脸比较短，则可以选用透明的无色镜框来提高眉线。

方形脸：脸型特点是短，双下颌有棱角，可以选用圆形镜架，如图 6-4 所示，并且一定要回避方形镜架。

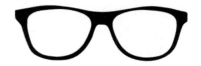

图 6-4　圆形镜架（适合方形脸）

圆形脸：脸型特点是短，没有棱角，可以选用棱角鲜明的方形镜架，如图 6-5 所示，尽量避免正圆形的眼镜。

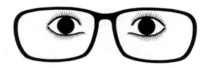

图 6-5　方形镜架（适合圆形脸）

心形脸：也是倒三角形的，额头宽，下巴窄，最好选上窄下宽与脸型相反的镜架，尽量避免蝶翼型镜架。

倒心形脸：与心形脸相反，下部宽，额头窄。选择原则也与心型脸相反，购买上宽下窄的镜架更加合适，如图 6-6 所示。

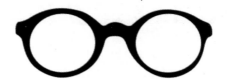

图 6-6　上宽下窄的镜架（适合倒心形脸）

标准镜框除了右侧镜腿会标注材质，左侧镜腿还会标注镜框的大小数值。以笔者的眼镜为例，左镜腿内侧标注的是：52 □ 17-140，表示镜框宽度 52 毫米，鼻梁宽度 17 毫米，镜腿长度 140 毫米。这个镜框宽度和鼻梁宽度决定了整个眼镜的长度，是很重要的。

我们配眼镜的时候还有一个数据是必须的，那就是瞳距。瞳距是当我们平视前方时，双眼的瞳孔正中央之间的距离。因为配眼镜的原则就是每一个镜片的正中央必须和我们瞳孔正中央正好对应，如果偏位了度数就不对了。同时，之前我们提到，近视眼镜是凹透镜，中央点最薄，周边变厚。知道瞳距后，配镜师傅就可以用机器来磨镶镜片。图 6-7 显示的是不同眼镜长度（2× 镜框宽度 + 鼻梁宽度）的眼镜磨出来的效果。

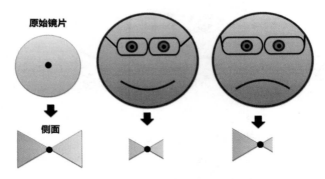

图 6-7　不同眼镜长度的眼镜磨出来的效果示意

图 6-7 正中间选的眼镜框长度较短，镜片的内侧和外侧距离

中央点几乎是一致的，这样周边镜片就比较薄。最右侧图选的是长框眼镜架，因为要适应瞳距，那么镜片中央内移，镜片的外侧距离中央点明显远些，那么右边那副眼镜配出来就会显得周边镜片特别厚了。尤其对于高度近视者，若选择了金属镜框，眼镜周边常常会露出来一大片镜片边缘，明显影响美观。

因此，笔者的总结是，瞳距最好和鼻梁长度以及镜框长度相匹配，瞳距较大的佩戴者，可以选鼻梁宽度宽的，瞳距较小的佩戴者则应该选择较小的眼镜架，尽量让你镜片的最薄点和镜框的中心对应，这样最后磨出来的眼镜周边就是相对最薄的。找到一副合适的镜框后，可以把这些值记录下来，方便下次快速寻找相近款式的眼镜。

另外，眼镜当然要看品牌，但是不同的品牌在世界各地区的设计是不一样的。笔者曾经给母亲从国外带过一副品牌墨镜，她很喜欢，每次出游都戴，回来后看照片才发现，每张照片里墨镜都歪得很厉害。不是因为墨镜本身歪，而是它的鼻托部分完全悬空，是镜片架在了脸上。原来很多品牌镜架在欧美销售的款式和亚洲是不一样的，亚洲人普遍鼻梁低、颧骨相对较高，根本够不着欧美款的鼻托。在国内正规场所购买，即便镜框的设计没有那么个体化，专业人士也是可以帮你调整鼻托到合适的位置。

总而言之，镜框一定要亲自试戴，试戴合适再购买，而且一定先买框再配镜，下面也会说到具体原因。

三、镜框工艺怎么评判？

不同价格的镜框工艺肯定不同，但是优选原则就是：以稳固且不易形变为佳。

如图 6-8 中所示的小三角代表镜片中央点，三张图片分别展示的是正常状态及镜框变形时眼镜中央点与我们眼睛的位置关系：左起第一张图是我们刚配的眼镜，眼镜的中心和人眼的中心是重合的；如果不稳定，眼镜下滑就成了第二幅图；如果打球摔地后镜框歪了，就成了第三幅图。镜片并不是每个地方的折射度都一样，如果镜框不稳定，我们没有通过眼镜正中心视物，而是通过眼镜中心上方或中心位置周边视物，等于在验好的度数基础上加了一个三棱镜来额外折射光线，这在眼科学中称为"棱镜效应"，实际使用的度数和预计度数相差较大，有点类似于人为给自己加了一个斜视状态。虽然我们的大脑很厉害，即使歪得厉害，最终大部分人也能适应，但是这个过程可能会特别容易出现视疲劳，甚至不自主地歪头，久视后头晕头痛、眼胀，看东西重影甚至呕吐等症状。

图 6-8　不同状态下眼镜与人眼的位置关系

因此，运动时或者常有镜框容易损伤的状况，可以备一副便宜的眼镜供运动时专用。同时，这也是为什么我们建议要在正规眼镜店验配眼镜，这样即便镜框有轻微的歪斜，眼镜店也是可以免费矫正的。如果眼镜变形得很厉害无法矫正，一定要及时更换。曾经有一位很知名的验光师无奈地说过一个案例，有一名高度近视者慕名来找他配镜，配完眼镜之后却各种不满意，说戴上之后不舒服，感觉头晕。这名验光师觉得很诧异，详细检查了每一个环节都觉得没有问题，后来他要求这名近视者拿出原来的眼镜戴上后才豁然明白：原来，这位近视者以前的眼镜歪得非常厉害，而且戴了很多年，虽然也会出现视疲劳的症状，但是也有一些补偿机制，比如歪头以适应之前的镜架，所以突然换了一副端正的镜架，反而一下子不能适应。这种情况对于高度数者或者年龄偏大者等调节适应能力减弱的人群更加明显。那为什么不就戴着歪镜算了呢？为什么一定要换正的呢？还是那个道理，适应了并不代表特别舒服，不合适的状态下即便适应了也特别容易疲劳，看不了几页书就头昏眼花。反而如果他适应了新的好眼镜，视疲劳症状也会缓解很多。

现在非常流行大框眼镜架，但大框眼镜除了对佩戴者脸型有要求外，并不适合高度数人群。因为高度数人群镜片较厚，大框眼镜也比较厚重，容易下滑，导致眼镜中心下移出现"棱镜效应"。

所以我们建议，在看书看电脑这种长期高强度用眼的工作生活时，一定要配备合适的，轻便不易下滑的且没有变形的眼镜，否则应该及时更换，这样才可以减少出现眼部不适而影响工作学习的情况。

眼镜架的日常保养也有几个要点：首先，日常的摘戴最好是双手，经常单手摘戴，可能会造成镜架变形；其次，非金属镜架一定要避免高温环境和化学制剂，这样记忆合金材料的眼镜架尽量不要强行改变形状。-10℃以下的环境，记忆材料会失去记忆功能，这时镜框形变后是没有办法恢复原来状态的。

第三节　镜片的选择有哪些坑？

通常会听到镜片有许多前缀名词，并且每一项都要花真金白银，哪些是真有用，哪些是真忽悠呢？

一、镜片材质如何选择？

现在配玻璃眼镜的人应该很少了，虽然玻璃的光学性能好，但是相信只要看过一次玻璃镜片碎了扎进眼睛的场景，就会跟玻璃镜片永远说再见。树脂镜片也分档次，便宜的可能百十来块钱也能拿下。从安全角度考虑，强烈推荐树脂镜片。

（一）非球面镜片是什么？

以前的镜片可以理解为从一个完整的球上削下来的一部分，称为"球面"镜片。随着人们对眼睛理解的加深，发现我们的眼睛本身不是一个正球形，因此，适应这种非正球形的眼睛的镜片叫"非球面镜片"。现在非球面镜片也是主流，能帮助我们获得更好的视觉质量。非球面镜片也会比同样度数的球面镜片更轻薄，建议选择。

（二）镜片越薄越好吗？

买眼镜时，店家常会询问选多大的折射率。镜片标注的1.56、1.61、1.67、1.70、1.74等数值就是指折射率，折射率越高，同样度数的镜片配出来越薄。通常情况下，店家也会给予一定的参考，如表6-1所示。但是，此表也"仅"为参考。

表 6-1　选镜片时不同度数对应折射率的参考值

度数	<200	200～400	400～500	500～700	>700
折射率参考值	1.5	1.56	1.61	1.67	1.74

折射率越高，镜片越薄，价格也会明显攀升。而且，折射率越高，色散越厉害，简而言之就是视觉效果会有所牺牲。

举个例子，500度近视，该选1.56还是1.61的镜片呢？建议根据经济情况以及所选镜框来配镜片,如果是大粗框眼镜,镜片周边的厚薄也不会那么明显,可以酌情选 1.56 的,如果是细边眼镜或者无框眼镜,那么当然建议选 1.61 的镜片。

(三)镜片哪些膜需要镀?哪些是浪费?

每次配镜片时,总会被眼镜店人员问要不要加硬膜?要不要加防蓝光膜?要不要加防紫外线膜?

笔者在学术网站上搜索防蓝光镜片的相关论文,有的说对黄斑病变可能有预防作用,有的说对近视发展可能有不利的促进作用,还有说防蓝光镜片对自然光中的蓝光谱有用,对人造光源如电脑、电灯、手机等发射蓝光不一定有用。如此种种,该听谁的呢?另外,蓝光作为可见光中的一种,可以促进正常生物钟的建立,还能够减轻抑郁症。所以没有证据证明正常生活中接触的蓝光对眼睛有害,也没有证据证明防蓝光产品对眼睛有利。所以美国眼科学会不建议在使用电脑或手机时佩戴任何声称有特殊用途的眼镜,当然更不推荐防蓝光眼镜了。

笔者认为部分镀膜的营销价值大于实际价值。加硬膜、耐磨膜、抗污膜、减反射膜等,有钱且掏,囊中羞涩则完全可以省去。所有的镀膜都是怕高温的,所以蒸桑拿、烹饪时的高温,电吹风的热风或者阳光直射都有可能对镀膜造成严重损害,加速镜片老化。

(四)镜片要选大品牌产品吗?

知名品牌产品当然有更好的质量保障,但是必然也有一部分品牌溢价。大品牌一般会在镜片上有相应标志。除此以外,普通消费者可能很难从镜片的外观及佩戴感受上区分不同品牌,是否选择品牌也是根据你的经济状况来决定。

二、彩色镜片和带度数墨镜怎么选？

现在大街上经常会看到很多彩色镜片，它们可以满足各种生活及活动需求，一般包括以下几种。

（1）第一种是镜片染色。树脂镜片通常使用浸泡染色，选择未镀膜的眼镜片，用夹具夹住镜片浸泡在加热的染料中。染料的浓度、浸泡的时间，以及眼镜材质都会影响成色的深浅。这种染色镜片可以染成单色，也可以染成双色或者渐变色，取决于制作者的工艺和顾客的要求，活动性非常大，个性也比较突出。

（2）第二种是见光变色的镜片。我们的父母辈那时非常流行这种眼镜，在玻璃镜片的材料中添加卤化银，在紫外线的照射下卤化银分解成为银原子和卤素，卤素使镜片着色，紫外线消失后，卤化银又再度合成，镜片恢复透明。而现在我们的树脂变色镜片是在其表面渗透一层变色材料。配光变色眼镜建议要附带减反射膜，可以提高清晰度和舒适性。

（3）第三种是带度数的墨镜，它和普通的墨镜一样，主要工艺是在眼镜片材料中添加有机颜料或者浸泡染色，也可以做成有度数的镜片。墨镜的功能是在保证清晰舒适的视觉下，减少环境光线强度和紫外线摄入。紫外线是已知对眼睛损伤最大的一类光线，可以引起眼睛各个结构的老化或者蛋白变性。已知和紫外线照射密切相关的疾病，比如海南省翼状胬肉高发，紫外线照射也会诱发白内障或者眼底视网膜黄斑损伤。因此，强烈建议夏天眼睛也要注意防晒，墨镜的选择建议制定较高的预算。劣质的墨镜会减少可见光的入眼，佩戴者瞳孔自然放大，而此时如果劣质墨镜没有办法阻挡足够的紫外线，那么就会有更多的紫外线，通过放大的瞳孔进入到眼内，造成比不戴墨镜更大的伤害。因此，建议各位如果购买墨镜，最好购买大品牌。如果需要验配有度数的墨镜，一定要求眼镜店提供紫外线灯，在紫外线小灯下检测墨镜阻挡紫外线的效力合格后才能放心使用。

（4）第四种是偏振眼镜片，就是我们面对镜片可以看到自己的脸的那种镜片。偏振眼镜片适合阳光下钓鱼、滑雪等阳光高反射情况。但是它的装配是讲究方向与轴位的，对验配也有一定的技术要求。这里教大家一个识别偏振眼镜片的小方法，把镜片放在手机或其他电子屏幕前旋转一圈，如果透过镜片观察到屏幕有明显的明暗变化，那么可以确定它是偏振眼镜片。

三、多焦渐进等高端眼镜有必要吗?

多焦镜片，是指把多个度数的镜片融合在一个镜片上，包括双焦镜、三焦镜、多焦渐进镜片等，这些复杂拗口的名词是科技的产物，也是未来满足人民更高生活要求的趋势。

这类镜片上有多个度数，那我们的眼睛应该用哪个度数的镜片看呢？它会自动选择吗？我们来简单介绍一下这类镜片的原理。当我们的目光从远处的一片草地挪到手上的手机时，我们的眼睛实际上自动的发生了三种改变：第一，双眼向内聚集；第二，瞳孔自动缩小；第三，眼内变焦调节让我们能看清近处手机上的内容。多焦眼镜的设计灵感就来源于此。

双焦眼镜是如图 6-9 中透明的和阴影色的两块镜片压制而成，在镜片中央及内下方各有一个度数。两块镜片在现实中都是透明的，不同颜色只是表示度数不同。看远的时候从图示中大方镜片的中央圆点示意处看，看近的时候人眼睛自动内聚，从图示阴影部分的星星示意处看。多焦眼镜顾名思义就是度数不止 2 个度数，而是有更多度数，原理和双焦眼镜是一样的。

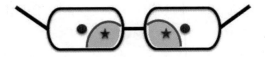

图6-9　双焦眼镜示意图

那么这样的眼镜适合于什么样的人群呢？

前面我们详细介绍过老视，也就是老花眼的形成。随着年龄的增长，眼睛变焦调节能力下降。对于既往有近视，看远需要佩戴近视眼镜又出现老花，看近需要依靠老花眼镜的人群，看远看近时佩戴两副眼镜，频繁摘戴很麻烦。这一类人群，如果有条件的话是绝对推荐这类双焦点或多焦点眼镜的。在多焦点镜的基础上，还开发出了渐变多焦点镜。也就是说镜片不会像图6-9一样，明显分隔成两个界限分明的度数范围，而是在两个度数之间渐变。差别在于，双焦镜或者三焦镜，佩戴者只能在2个或3个固定范围有清晰的视觉，除此以外还是模糊的，佩戴者需要去寻找并且适应这几个固定区域。而渐变多焦点镜提供了一个渐进的变化，理论上佩戴者由远及近，看不同距离的东西都应该通过相应的镜片度数获得全程且连续的清晰视力，而且外观也自然，不像双焦或者三焦镜有明显可见的分界线，非常适合爱读书、看报、看电脑的老年人，看远看近都可以看清也不费劲。当然，这类眼镜需要适应一段时间，短则三五天，长则好几周。另外，看近时清晰的视野范围会稍小，看书时可能需要配合头部运动才能完成扫视。这类眼镜适合于追求科技的人尝试，但太焦虑或过于关注内心感受者并不适合。

有些成功人士眼睛已经老花了，却很讨厌在看近、看材料或签合同的时候掏出老花镜，非常忌讳显出"老"态，这类人群也适合多焦渐变镜。这样一副眼镜由远及近，不需反复摘戴，他人也看不出自己已经老花。

作为一名眼科医生，最深的感触是一次在日本坐出租车。司机是一位满头白发的老爷爷,目测有 70 多岁,坐姿笔直,制服挺括。当我告诉他要去的目的地后,他便在 GPS 里面搜索。此时,各位可以仔细观察一下自己的父母,如果你给他们手机请他们关注一个新闻时,他们会怎么做?不近视的父母会忙不迭地掏出老花眼镜或者把手机拿到一手臂远,眯着眼睛看;近视的父母会匆匆地摘下眼镜,把手机屏幕凑到眼前看,甚至有些爸妈会摆手说"看不清,不看了"。

而当时那位老爷爷司机,竟然保持着笔直的坐姿,很轻松地在屏幕上搜索,找到地址后直接发动开车。

我当时感觉震撼是因为,70 岁的年龄基本晶状体已经没有什么调节能力了,他在看远(开车)和看近(GPS 屏幕)这两者间可能产生了约 300 度的度数差,而他一直保持笔直坐姿的原因就是,他的眼镜让他毫不费力地在这两者间转换。

他肯定戴了一副配得很好的多焦渐进眼镜!这类眼镜国内也要大几千的价格,可能只有不到 10% 的验光师可以验配。

更让人哑然的是,我们在临床中还碰到过许多近视几十年,甚至高度近视却从未配过眼镜的人,他们几乎从未获得过最佳的视觉质量,就这样匆匆过了一生。我们无奈地笑称这样的人——六亲不认,他们走近了才看得清楚人脸,离远了谁也不认识。

黑夜给了我们黑色的眼睛,就应该用它来追逐最佳的视觉质量。

生活中,很多人对于老人的生活必备品品质要求很低,怎么凑合怎么来;对孩子的生活必备品品质却要求特别高,购买和使用时往往不计成本。在笔者上中学的时候,双焦镜在学生中特别流行,很多近视的孩子都有一副这种高价眼镜,动辄几千元。令人欣慰的是,现在鲜有中学生佩戴了。因为青少年都拥有很强的调节能力,正常情况下并不需要这样镜片的辅助,如果有调节能力不够的孩子才考虑验配使用，但最主要的根治方法还是进行视觉训练。

如果要验配这种多焦渐变镜，务必要选择名店名师。镜架和镜片都有非常多的讲究，需要选定镜框后，由有经验的验光师为配镜者进行很多额外的测量，如看远、看中、看近时的瞳距等，确定各个参数。多焦渐变镜很考验验配者的水平，某一步出现问题，整个镜片就报废，需要重新测量制作。因此，验配此类眼镜的售后服务也很好，一般定期的回访观察都会非常完备。

第四节　软性隐形眼镜如何选？

亚洲是隐形眼镜的最大消费市场，"美瞳"更是被很多年轻人喜爱。然而，2017年韩国一个眼科中心报道了一例可怕的病例：

戴"美瞳"的女孩忘记摘掉隐形眼镜入睡了，第二天起床眼红肿、刺痛流泪，伴有非常强烈的异物感，当她赶到医院急诊时，医生告诉她："美瞳的色素竟然牢牢地拓印在了眼睛上！"除非强行刮除才能去掉附着色素，而刮除的步骤也会造成眼睛的进一步严重损伤。

"美瞳"到底安全吗？隐形眼镜应该如何选，如何佩戴？在本节中您能找到答案。

一、软性隐形眼镜也要验配？

软性隐形眼镜，学名是"软性角膜接触镜"，就是我们日常可以在眼镜店或者网上买到的隐形眼镜。

很多人说戴不了隐形眼镜，戴上后眼异物感很重，看东西眨眼有时清楚，有时不清楚，随时觉得眼镜好像要掉下来。或者有时特别难以摘下，有时候戴一会就会眼睛很红并充血。如果有这些情况，很可能是因为你的隐形眼镜没有选择好，或者佩戴的眼镜根本不适合你的眼睛。

隐形眼镜的选择有这么多讲究吗？常常有人问我，选某某品牌某某系列的隐形眼镜可以吗？这样的提问是完全无法回答的，因为隐形眼镜的选择绝对不是只选牌子、问款式。选隐形眼镜应该和女士选内衣一样，不仅要确定上下胸围，还要确定罩杯大小。这些指标确认后再加上度数，同时考虑品牌、材质、特殊功用等，方能找到最匹配的那个。合适的软性隐形眼镜戴上后，应该是视觉清晰且没有不适感的，甚至可能感觉不到眼镜的存在。

有些朋友可能会问，我就是在眼镜店按店员推荐购买的，他们也没有问我这些问题或者做任何测量，我现在戴着眼镜也觉得挺合适的呀。这种情况只能说你可能碰巧赶上了一副型号与你的眼睛型号比较匹配的隐形眼镜，因为知名眼镜公司在不同国家和地区主推的几款产品，其型号基本上是符合大多数国人特征的。还有部分人会将这种不舒服归结于厂商和型号或者材质，所以频繁更换款型，今天选择的是 A 公司的润 × 款，明天选择 B 公司的明 × 款，后天选择 C 公司的美瞳。当然对于这类人群，往往很可能就让他碰上了一款比较舒适的隐形眼镜，其实不是某公司的某产品就有绝对的优越性和舒适性，而是因为这一款型的各种参数恰好和你的眼睛匹配。当你把这个款型推荐给你的朋友时，可能他们完全不适应，也不会同意你的推荐。

说到这里，大家一定会问：我并不想瞎猫碰到死耗子，去哪里可以帮我确定合适的隐形眼镜款型？

很遗憾地告诉大家一个令人震惊的结果，我国近视比例如此高，对隐形眼镜的需求庞大且多样，但除了北上广和温州等城市，其他的省份或地区基本上都没有验配我们日常使用的软性隐形眼镜的地方。

也就是说，保守估计，我国超过99%以上的隐形眼镜使用者，都是"瞎"选的眼镜。现在的尴尬是，即便你想好好听从专业意见选配一副隐形眼镜，可能你所在的地区根本没有机构提供此项服务。大家可能又要问了，这项技术很有难度吗？难道培养不出这样的专业技术人才吗？这些问题的原因一言难尽。

前面为大家介绍了国外的验光医师培养制度，一名合格的验光医师是可以验配各类隐形眼镜的。之前我们探讨过，国内的验光医师可以被认为是新兴职业，但凡和健康相关的职业，民众都希望从业者有完备的受教育经历、必要的资质验证、扎实的基础、丰富的经验。所以验光医师的前期培养是需要较大投入的，不论是时间还是经费。普通的验光师不会验配隐形眼镜，而打磨成型后高年资验光医师往往愿意选择验配RGP、角膜塑形镜这些价格高昂的隐形眼镜，以获得更加匹配自身价值的收入。我们国家甚至有规定，验配硬性角膜接触镜的场所必须有至少一名眼科执业医师坐镇，这更加提高了隐形眼镜的验配门槛。另外，我们做一个小调查，大家认为验配一副隐形眼镜应该定价多少呢？或者说，我们愿意出多少钱来验配一副隐形眼镜呢？

不论答案是多少，我们都来对比一下美国的情况，人均月收入3 000多美元，验配一副隐形眼镜需要50美元，而且眼镜处方是一年有效，也就是说如果你需要购买隐形眼镜，原则上需要每年验一次光，即便这样，验光医师尚且觉得费用太低。而我国没有相关的规程要求隐形眼镜的购买必须凭处方，个人在网上或者眼镜店可以非常简单地选购，加之国人不了解隐形眼镜的选择有如此多的门道，花钱来购买验配处方这样一种行为，可能尚需要大量的宣传以及认知的进步。短期来看，它不会是一个盈利的职业，加之存在技术壁垒，从业人士空档将持续存在，想购买验配隐形眼镜处方这项服务但无处可寻的尴尬也会持续存在。

然而，隐形眼镜无疑是一个伟大的发明，美观实用，戴上马上可以改变个人气质。多年过去，笔者仍然记得在美国学习时，有一天摘下了厚重的框架眼镜，戴上新验配的隐形眼镜时，周边的朋友都用夸张语气各种赞叹："你今天真是太美丽了，我觉得你应该一直如此美丽。"这种热情的鼓励也让我真切感受到隐形眼镜的魅力。所以作为眼科角膜病专科的医生，虽然常常看到很多惨痛的隐形眼镜相关案例，甚至可以一晚上角膜溶解穿孔而需要紧急角膜移植，但我不愿意像很多角膜专科医生一样否定隐形眼镜，也很少断然为一名患者下结论——你不能再戴隐形眼镜了。一方面，是因为在从业生涯中发现很多佩戴隐形眼镜产生事故的患者都是存在明显隐患，在验配和护理方面有重大问题，而这些问题妥善解决后，绝大多数是不影响佩戴的。另一方面，这个世界上有多少物件是大家公认能给人带来美的呢？而守卫和呵护美，对医生来说也是一种美好的职责和体验。

言归正传，如何在现有的条件下选择一副比较合适的隐形眼镜，怎样更好护理和保养才能让我们远离伤害呢？在此为大家总结要点如下：

二、隐形眼镜选材质：软性？硬性？

隐形眼镜按照材质分可以分为软性和硬性两大类。软性角膜接触镜就是我们日常最多使用的隐形眼镜，以下简称"软镜"，而硬性接触镜包括 RGP 和 OK 镜等特殊功能医用镜，是需要医生特殊处方验配的，验配难度也很大，以下简称"硬镜"。

软镜的特点就是方便、便宜，随买随戴；缺点就是透氧性稍差。所谓透氧性是指我们的黑眼珠——角膜也是需要呼吸和氧气的，而氧气有一部分来自于眼表的眼泪。在第一章我们介绍过，每次眨眼后，眼泪在角膜表面会形成一层均匀的三明治结构的泪膜，滋润角膜、冲刷有害物质，眼泪里的溶菌酶也可以消灭部分不良细菌，并且不断更新。而戴上软镜后，整个泪膜这样一层结构完全被破坏，变成了压缩在隐形眼镜和角膜之间薄薄的一层眼泪，更新循环速度明显减慢，携带的氧气也减少，冲刷作用减弱，角膜呼吸也没就没那么顺畅了。之前我们提到隐形眼镜的松紧问题，如果隐形眼镜太紧的话，这层夹层中的泪液更少，而且分布不均匀，角膜更容易缺氧。其直接表现就是，眼睛很容易发红，因为角膜本身没有血管，而周边的血管只能扩张才能给它输送更多的氧气。长期缺氧的表现就是本来没有血管且透明的角膜边缘开始有新生的血管爬入，这是很危险的一个信号，原本组织成员异常简单且生活平静的角膜里突然涌进来一大批随新生血管而来的不速之客，可能导致一系列免疫性的问题。

　　角膜的最内层有一层单层细胞，叫内皮细胞层。人类的角膜实际上是泡在"水"里的，前后表面都是体液，这层细胞的作用就是把角膜里面的水泵出来，保持角膜的轻薄透亮。内皮细胞层对角膜缺氧比较敏感，而且它是不能再生的，出生后细胞密度最大，之后随着年龄增长会缓慢降低，低到一定程度时，它的泵功能就会不足以把角膜的水都泵出来，角膜就会失去透明性，浑浊水肿，引发视力的严重下降。我们绝大多数人内皮细胞都是够使用一辈子的，但是眼睛内的手术操作以及佩戴隐形眼镜的行为都会加速内皮细胞的减少。

　　当然根据观察，只要验配合适，使用方法恰当，隐形眼镜不会导致这些严重后果。笔者曾经遇到过一位日本的家庭主妇，戴了 30 余年的软镜，眼睛表面的情况也挺健康，内皮细胞的数量与同龄人一致。

软性隐形眼镜主流材料水凝胶和升级材料——硅水凝胶（silicon hydrogen），这两种材质优势都比较明显：高透氧、高舒适性。硅水凝胶相对成本价格比较昂贵，除硅水凝胶以外的材质也都在各种类型的软镜中应用，不存在材质上的明显优劣。购买的时候多查看，所有产品在外包装上都会标注材质，在这里主要提醒各位千万不要购买"三无"产品，只要是正规厂家产品，使用的材质都是合格和规范的。

硬性隐形眼镜的优点就是透氧性很好，因为硬镜的直径比软镜小很多，和角膜间的泪膜更厚，循环流动更好，因此角膜不容易缺氧。缺点就是很贵，一副好几千，戴 1 ～ 2 年就要更换，而且因为材质问题，刚戴上时异物感特别强烈，总觉得眼睛里有沙子，需要专门留出至少 1 ～ 2 周的时间来适应。

三、隐形眼镜的度数和框架眼镜一样吗?

隐形眼镜是贴着我们的黑眼睛角膜佩戴，而框架眼镜的镜片离眼睛还有一段距离，这段距离也存在光线的折射，所以隐形眼镜在高度近视时需要比框架眼镜的配镜度数低。根据框架眼镜的配镜度数，我们有一个换算方法，可按如下要求来选择软镜的度数：

（1）如果散光度数小于 75 度（0.75D），那么散光度数忽略不配，其他近视度数按表 6-2 中公式转换（验光处方如何读，我们在第一篇已有详细介绍）。

表 6-2　框架眼镜与隐形眼镜度数换算表

度数	<400	400～500	500～700	700～800	800～900	900～1000	1000～1100	1100～1200
参考值	无须换算	减25度	减50度	减75度	减100度	减125度	减150度	减175度

举例：验光处方是 OD（R）：-6.0D/-0.5D×90°=1.0

上述验光结果的完整解读是：右眼，在加上 600 度的近视镜片和 50 度轴位 90 的近视散光后，视力可达到 1.0。

那么隐形眼镜选择时，50 度的散光可以不考虑，只用考虑 600 度的近视度数，根据表 6-2 可知，600 度换算成隐形眼镜度数需要减去 50 度，也就是说这名近视者只需要购买近视度数为 550 度的隐形眼镜就可以完全满足需求。

（2）如果散光度数 >75 度时，我们需要把度数按以下方法换算后配镜。

换算方法是不配散光度数，取一半的散光度数到近视度数中。转换完后再根据表 6-2 来换算度数，即为验配度数。

举例 1：

验光处方是 OS（L）：-3.0D/-1.0D×90°=1.0

上述验光结果的完整解读是：左眼，在加上 300 度的近视镜片和 100 度轴位 90 的近视散光后，视力可达到 1.0。

那么换算成隐形眼镜度数为 -3 +（-1÷2）=-3.5，即 350 度近视，400 度以下无须额外换算，所以这位配镜者可以选用 350 度的近视隐形眼镜即满足要求。

举例 2：

验光处方是 OD（R）：-6.0D/+2.0×180°=1.0

上述验光结果的完整解读是：右眼，在加上 600 度的近视镜片和 100 度轴位 180 的近视散光后，视力可达到 1.0。

那么换算成隐形眼镜度数为 -6+（+2÷2）=-5，500 度近视按照上表需要减去 50 度，所以经 2 步转换后这位配镜者可以选择 450 度近视隐形眼镜。

强调一下，此处的换算一定是带"+/-"号加减的。由于 80% 以上散光者的散光度数低于 125 度。所以对低度散光者而言，隐形眼镜是个不错的选择，更易获得更清晰的视力。需要说明的是，以上公式适合普通的球性软镜，如果散光度数小于 1/4 的近视度数，比如近视 450 度，散光 100 度，这样可以使用上方公式折算后将散光度数揉进去选择镜片。但是如果散光度数大于 1/3 近视度数，比如近视 250 度，散光 100 度，那么使用以上折算公式配出来的普通球性软镜的效果不佳，需要专门验配特殊软镜，如环曲面软镜。

如果散光度数很大，超过 150 度，那么医生也会建议散光者做一些如角膜地形图的检查，以排查是否有其他眼病。

四、隐形眼镜最重要的松紧度如何确定？

当我们打开电商平台搜索隐形眼镜的时候，所有的介绍都聚焦于视物清晰、水润舒适，却没有强调影响一枚隐形眼镜最重要的特点——松紧度。

经过前面的科普，相信大家对隐形眼镜的松紧度已经有了一个初步的认识，同样针对它也要通过参数测量才能获得最佳建议。

选择任意一款隐形眼镜，在镜盒上都会标明参数，如图 6-10 所示，基弧和直径这两个参数最重要，它们是决定隐形眼镜松紧度最关键的因素。有些产品的页面介绍都没有标注产品基弧，但是在购买前，我们一定需要了解这个数据。

【品　　牌】		【镜片颜色】	淡水蓝（仅为易于辨认，实际为无色）
【计价单位】	盒（内含2片同度数镜片）	【含 水 量】	38%
【材　　质】	polymacon	【基　　弧】	8.7mm（-3.00D）
【生产厂家】		【直　　径】	14.0mm
【中心厚度】	0.035mm[-3.00d]	【更换周期】	半年（每片）
【有效期限】	3年以上【厂家直供 保证新鲜】	【批准文号】	

图 6-10　任意一款隐形眼镜说明参数

基弧，限定的是隐形眼镜的弧度。隐形眼镜的弧度要和角膜弧度一致就贴合良好，佩戴舒适。隐形眼镜弧度相对于角膜的弧度太小，就会很紧地卡在眼睛上，不好取下，戴久了眼红、眼胀痛、眼睛充血，长此以往就会角膜缺氧严重。隐形眼镜相对于角膜的弧度太大，就会戴不住往下滑，每次眨眼都会随眼皮大幅移动位置，异物感很强烈甚至容易脱落。

有些人的角膜比较陡，有些人的较平，这个陡峭程度的考察指标就叫"角膜曲率"。选隐形眼镜，这个检查是必须要做的，以此决定基弧，"角膜曲率"的检查价格约 10 ～ 20 元。我们看看如图 6-11 所示的两种情况，图中上方的角膜曲率比下方的大，提示角膜更加陡峭，折光率更大。

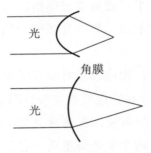

图 6-11　不同的角膜曲率

检验以后的结果如图 6-12 所示，<R> 表示右眼，AVE 是 "Average" 的简写，表示平均值。软镜的基弧选择就是这个 AVE 平均值 ×1.1。比如，图 6-12 中的情况可以选择基弧为 8.6（7.85×1.1）的隐形眼镜比较合适。

```
KRT.DATA
<R>       D        MM        A
H      42.50     7.94      167
V      43.50     7.76       77
AVE    43.00     7.85
```

图 6-12　角膜曲率检查结果示例

理想状态应该是在确定基弧后予以试戴片，然后医生可以在裂隙灯显微镜下观察试戴片的松紧与活动度，最后选定一款的参数。但是在没有这样的专业支持下，建议初次选择隐形眼镜的朋友先试戴几款日抛，选择原则就是基弧是你所测基弧，但是直径不同。比如，我们可以选择基弧为 8.6，但是直径分别是13.8mm、14.0mm 和 14.2 的三款。如果嫌麻烦，也可以先只选择我们最常用的 14.0mm 的片，试试看合不合适。

我们自己在家如何判断手里的隐形眼镜是否松紧度合适呢?来看看以下几条表现：

①隐形眼镜太松：眨眼前视力好，异物感强，活动度大，总感觉要掉下来。

②隐形眼镜太紧：眨眼后视力好，戴久了眼胀痛充血，难以取下。

如果太松太紧可按照以下的示例原则进行调整。

比如：你现在的隐形眼镜基弧是 8.6，直径是 14.0mm。

当你觉得太紧，可以增加基弧或者减少直径，如换成基弧 8.8，直径 14.0mm 的款式；或者换成基弧 8.6，直径 13.8mm 的款式。如果觉得特别紧可以两者兼之，选择基弧 8.8，直径 13.8mm 的款式。

反之，当你觉得太松，可以减少基弧或者增加直径，觉得很松时可以两者兼之。

比如，以上情况可以分别对应更改为：基弧 8.4+ 直径14.0mm，或者基弧 8.6+ 直径 14.2mm，或者基弧 8.6+ 直径14.2mm。

如果你的角膜特别平或者特别陡，算出来的基弧值找不到合适的片，可以试试硬性角膜接触镜 RGP，它的基弧选择更多样，特别适合有高度散光的患者。

前文我们提到，隐形眼镜的国际大牌对投入的市场和地区是有专门的型号的，比如在某电商平台搜索"月抛隐形眼镜"，可以看到每一个大的隐形眼镜公司都有一款月抛产品，常规来说商品信息里是提到每系列产品都配备有不同直径，一般有一定范围，比如从 13.8 ～ 14.2mm，可以满足不同松紧度的需求，但是在电商平台搜索这款产品时往往只配备了唯一参数，也就是说电商平台这个系列只进了一个型号的货，因为这是最常规款。而且，购买时的选项里也没有直径的选择，只有度数的选择，也就是意味着你如果要挑这个系列就默认这个型号。

我们举个实例，仍以月抛隐形眼镜为搜索标准，发现博士伦公司的清朗舒适系列和爱尔康公司的舒视氧系列，电商的平台供货都只有基弧 8.6，直径 14.2mm 这一种型号，那么符合这个参数的朋友当然可以选择这两款软镜，但是如果不符合这个参数，那么这两款眼镜带着都会不舒服。如果你戴以上两款比较紧的话，库博光学公司的佰视明系列摆出的一款基弧都是 8.6，直径缩小为 14.0mm，可能适合你的状态。如果还觉得紧，可以选择强生的安视优系列基弧是 8.7，直径是 14.0mm 的那款。然而，遗憾的是，如果博士伦公司的清朗舒适系列和爱尔康公司的舒视氧系列你觉得松呢？对不起，在该电商平台还没有看到相应适合的产品。

笔者试图在网站搜索大公司品牌，看看能否有其他途径买到某品牌的除电商上架款以外的非常规参数款，惊喜地发现有一些大品牌隐形眼镜有专门的网站可以让你预约线下的隐形眼镜验配，而且还提供试戴。缺点就是只能选择单一品牌，因为未体验过，线下验配的水平暂无法评价。

在此，为大家总结一下选择合适软镜片的步骤：先做角膜曲率测算，计算基弧；然后购买日抛从常规片试起，根据以上的原则来调整；最后确定你最舒适的基弧和直径，并且记录这个数值，以后购买时就按照此数值来选择。如果对某品牌很信赖，又想免去如上麻烦，可以尝试预约品牌线下软镜验配。记住，最舒适的镜片可以让你觉得恍若未戴。

五、月抛还是日抛？隐形眼镜使用周期的选择

经常有人问我，选日抛还是月抛或年抛？这没有绝对的好坏，不同时长的隐形眼镜材质和做工上稍有区别。

首先，考虑经济问题，按"日抛—月抛—年抛"这样的顺序，每年的总费用是下降的。以大品牌作为参考，基本上日抛的费用是双眼每日 20 元左右，月抛每日约 7 元左右，其他更长周期的软镜需要更多的护理，定期更换镜盒，成本基本和月抛不会相差太多。

其次，判断你戴的时间多吗？你保养起来勤不勤？隐形眼镜即便不是每天戴也应该每天清洁换护理液；如果做不到，请用日抛。另外，我们戴隐形眼镜，泪液的一些蛋白沉积容易附着在镜片上影响镜片的清晰度，而且时间越长，佩戴次数越多越容易坏损，一旦有损坏就容易划伤眼睛。

日抛、月抛、年抛的含水量、透氧性、中心厚度之类的数值只要是正规品牌就基本固定，所以不需要为这些值而纠结。

笔者个人比较倾向于短期佩戴就选购日抛，长期佩戴可以选择半月抛或者月抛，这个周期的更替比较好控制。

六、美瞳要不要？

美瞳，现在泛指所有的有色隐形眼镜。在一次国际会议的隐形眼镜专题上，日本一个学者报道说，美瞳 90% 的市场都在亚洲，尤其是中国人和日本人最喜欢选择。美瞳确实戴上显得眼睛黑亮，

笔者也曾经用过，特别适合照相，可以部分起到美颜的效果，但是选择前有以下几点需要注意：

第一，美瞳因为要起到美容作用，所以直径都会做得偏大，基弧也会相应扩大，这样看上去眼睛才大，但是根据我们上述松紧选择原则，不是所有人都适应这样参数的软镜片。记得某部电视剧中，有一位主演佩戴美瞳，近镜头下她每次眨眼时美瞳都往下掉，因为有色就非常明显，就是如图 6-13 这样，这是典型的镜片太松，活动度太大，镜片常常由于重力作用划到眼球下部。

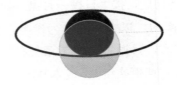

图 6-13   佩戴的美瞳镜片过松

第二，作为有色眼镜又这么薄，并且直接接触眼睛，那么色素层在哪里就非常重要。一位韩国学者在专业眼科杂志上的报道，一位女士选择了一枚色素层在眼镜内面的软镜，出现了图 6-14 这样的情况，色素拓印在角膜上，非常可怕。

如果色素在外层，也有报道会拓印在眼皮内面的睑结膜上。曾经笔者认为最好的美瞳应该是三明治一样，把色素夹在中间一层，这样才安全，但是这种工艺会增加软镜片的厚度，对透氧性之类可能有一定影响。在那次国际会议的隐形眼镜专题中，有人向那位讲者提问说，"拿了一个镜片，怎么知道色素层印在哪一层呢"。那位医生告之没法知道，因为这不是强制要求标注的。对此，据笔者了解，大品牌的美瞳在色素的安全上是反复验证的，至于其他无牌产品，建议就不要尝试了。

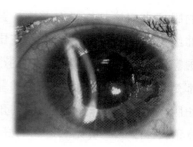

图 6-14　美瞳色素拓印在角膜上

图片来源：Sojin Hong，Jong Rak Lee，Taehyung Lim. Pigment Deposition of Cosmetic Contact Lenses on the Cornea after Intense Pulsed-Light Treatment. Korean Journal of Ophthalmology，2010，24（6）：367-370.

七、硬性隐形眼镜知多少？

　　硬性隐形眼镜，学名"硬性角膜接触镜"，主要包括硬性透气性接触镜（RGP）和角膜塑形镜（OK 镜）。RGP 适用于所有可以佩戴软镜者，在各类散光情况下，RGP 占有绝对的优势，可以拥有更好的视觉质量。RGP 的材质较硬，镜片直径比软镜小，所以镜片和角膜之间有一层厚的泪液，佩戴时基本不影响角膜的供氧，可以最大限度地避免长期佩戴时因缺氧导致的损伤。

　　国内很多大的眼科中心和视光诊所都可以验配硬性隐形眼镜，尤其是特殊材质的，如 OK 镜或硬性角膜接触镜 RGP，后续的服务和开始的验配同样重要，在这一点上高端私立眼视光诊所确实做得不错。值得欣慰的是，现在公立医院，只要有特殊眼镜的验配这一门诊，其相关的服务均比较到位。因为属于高端商品，验配过程均有医生把关，镜片的清洗护理及日常保养也会有专人教学，保证手把手教会，验配后也会定期提醒复查。由于 OK 镜的发展经历了惨痛的教训，所以现在国家把控更为严格，据笔者了解，这一部分和国外的眼视光门诊基本没有差距，甚至国内医生由于患者量大，学习曲线更短，同样品牌的产品在国内很可能比国外还便宜。加之，国家严格控制硬性隐形眼镜的准入机制，品牌虽然选择不多，但都是经过层层筛选可以保证质量的。对于一些特殊疾病，如圆锥角膜、大度数散光、外伤后的角膜瘢痕，RGP 都可以获得框架眼镜和软性隐形眼镜无法达到的好视力。

第五节　如何保养和护理隐形眼镜？

　　笔者一位很漂亮的研究生同学结婚时，竟然准备戴着一副大厚眼镜穿婚纱，被我制止了。我问她为什么不戴隐形眼镜，她说因为她从来就没成功戴上过隐形眼镜。

　　以下是我给她传授的摘戴秘籍，第二天她就顺利从"书呆子"变成了无死角美新娘。

一、隐形眼镜摘戴步骤

　　第一步：清水洗手，一定要冲洗干净手中残留的洗手液。

　　第二步：取出隐形眼镜时，一定要轻柔，若你使劲一捏，镜片可能就会破裂。

　　破裂的镜片戴上会有刺痛感，或者快速出现眼红，不停流泪。我们的角膜是除大脑以外神经纤维分布最密集的地方，镜片的损伤会刺激神经纤维产生疼痛反射，并且反射性地产生大量的泪液，以便把刺激物给冲刷掉，所以若出现以上情况，应赶快取下镜片。有时我们能看到镜片边缘的破损，有些是看不出来的内面划痕，但此时千万不要可惜，不要再尝试佩戴，应该立即将其扔掉。几乎所有的戴隐形眼镜出问题的人，追问病史时，他们最后都会不好意思地说："其实早上出门就是觉得有点刺痛或难受，但是我坚持下来了！"角膜自身有一层上皮细胞作为保护屏障，一旦被镜片划坏后极易导致感染，严重的感染甚至需要做角膜移植手术，即使轻微的角膜感染也可能留下疤痕，终身影响视力，千万不要因小失大。

第三步：可以用无菌生理盐水冲洗镜片。比如，选择如图 6-15所示的单独包装 5 ～ 10ml 一支的生理盐水，不含防腐剂，每次拧开一小瓶，即开即用，用完丢弃，它可以用于镜片佩戴前的冲洗。

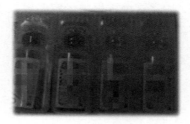

图 6-15　单独包装的生理盐水

这样做的目的是为了冲掉护理液！为什么要冲掉护理液？护理液不好吗？事实上，护理液是一种复合制剂，杀菌作用太强，所谓成也萧何败也萧何，夸张点可以将其理解为化疗药物一样，既杀癌细胞也杀死正常细胞。护理液既能杀死各种菌群微生物，镜片上的残留护理液也会对眼睛产生刺激，如果只是偶尔使用，护理液会被我们眼睛产生的大量泪液给稀释冲刷掉，但是如果长期佩戴隐形眼镜者，每日接触的护理液会破坏眼表的正常结构，加重干眼等不适症状。有部分人群对护理液成分过敏，佩戴前的冲洗可以一定程度上缓解这种情况。严重过敏时需要停戴一段时间的隐形眼镜，配合医生用药后症状也会很快减轻甚至治愈。

另外，无菌的生理盐水还可以冲掉手上的自来水，曾经有报道抽样某城市自来水样，发现很多样本的沉淀物中里都有一种叫棘阿米巴原虫或者其包囊，包囊也广泛存在于土壤与生活用水中，而且极难杀死。虽然这种原虫很少致病，但是一旦时机条件合适，就会引起一种严重且难治性角膜溃疡。如果条件不允许，也可以用烧开晾凉的白开水，但是一定注意卫生，不可搁置多日使用。

第四步：分清镜片的正反。如图 6-16 所示，隐形眼镜正面是碗状，反面是盘子状，请确保在碗状时将其戴到眼睛表面。若实在分不清正反也没事，如果平时佩戴感觉舒适但这次戴上后反而觉得有点往下掉或者有异物感，那就是戴反了，此时应摘下后清洗了反过来重新戴。注意这个过程中一定要轻柔以避免损伤镜片。

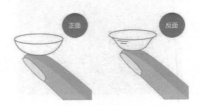

图 6-16　隐形眼镜的正反面

（正面如碗状，反面如盘状）

第五步：戴镜。正对镜子，收下巴，左手扒着下眼皮，眼睛往上看镜子，然后右手食指托着镜片贴在黑眼珠下方，然后转动眼球，镜片就自动贴附在眼睛表面了。按照这个标准佩戴是最容易的，因为角膜的敏感性是最高的，所以人类都有非条件反射躲避正对着角膜来的东西。这样可把镜片先戴在角膜下面的白眼球，并且非常好接受。

第六步：摘镜。洗手后，依旧是正对镜子，收下巴，左手扒着下眼皮，眼睛往上看镜子，然后右手食指轻轻靠近，按住隐形眼镜从黑眼珠轻轻滑到下方白眼珠处，然后右手大拇指和食指将眼镜取下来。

第七步：将镜片泡在护理液里，也可以用护理液先双面冲洗隐形眼镜。不管有没有每日佩戴，只要不是日抛也强烈建议做到每天换护理液，镜片在护理液中浸泡 4 小时以上才能达到有效清洁的目的。如果是 3 个月以上长期佩戴的镜片，时间久了会有蛋白沉积，可以用去蛋白液。把镜片放在手心，滴一点去蛋白液在镜片中央，用另一手食指按图 6-17 中，向箭头所指的四个方向用指腹轻轻搓揉镜片。注意，轻柔是关键要领，稍一用力，镜片可能会破裂。去蛋白液残留对眼睛有一定的毒性作用，所以去蛋白液这个步骤后一定要充分冲洗干净才能再次佩戴。

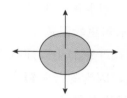

图 6-17　清洗隐形眼镜方向示意图

二、佩戴隐形眼镜时哪些事不能做

卫生习惯不良不适合戴隐形眼镜，这应该是所有戴镜者的一个共识。如果不能做到每日很好清洁护理镜片，最好选择不用护理的日抛镜片。镜片盒建议 1 个月左右更换一次，护理液要注意保质期。

另外，提醒戴隐形眼镜的爱美女士一定注意修剪右手食指的指甲。曾经在急诊见过一位女病患，用长指甲来取隐形眼镜，结果把自己的角膜挖掉了一大块，疼痛剧烈，而且肯定会影响视力。生活中长指甲可能不会带来这么极端的结果，但是非常容易把角膜划伤，大大增加感染风险。

隐形眼镜每日持续佩戴时间不要过长，一般建议是 8 小时左右，时间越长也越容易出现眼干涩等症状。最关键的一点是隐形眼镜绝对不能佩戴过夜。除了某些特殊作用的绷带型医用隐形眼镜，现在有一些硅水凝胶材质的软镜在广告中宣称可以日夜配戴，即便是这种也建议最好不要佩戴过夜。因为隐形眼镜出问题赶去急诊的人群中，95% 都是因佩戴睡觉。当我们闭眼休息的时候，角膜的氧气来源本来就大大减少，如果此时还佩戴隐形眼镜更容易严重缺氧。笔者接诊过的多个佩戴隐形眼镜导致绿脓杆菌感染，一夜之间角膜就溶解穿孔的案例，基本都是因过夜佩戴隐形眼镜。佩戴硅水凝胶最多闭眼小憩不超过 30 分钟，如果睡眠时间长一定建议把眼镜取下，起床后再重新佩戴。

另外，如果已经存在严重的干眼症状或者医生诊断干眼，暂时不建议使用隐形眼镜，因为隐形眼镜会加剧这些症状，同时增加感染的风险。部分干眼状态和局部炎症有关系，炎症治疗好后，干眼状态也可以随之缓解，可以重新选择佩戴隐形眼镜。但是现代人面对电脑等电子屏幕的平均时间增加，自主眨眼的次数减少，再加上环境污染等因素导致的局部持续慢性炎症，会表现出更多的人群更早出现严重的干眼症状，所以长期面对电脑工作时并不建议使用隐形眼镜，出游踏青时更适合选择隐形眼镜。

怀孕期间角膜更容易缺氧水肿，所以孕期不建议戴隐形眼镜，偶尔佩戴日抛是可以接受的。水上运动谨慎使用隐形眼镜，虽然隐形眼镜可以提供更广阔的视野，但缺点也比较明显，一方面是水中有大量病原体，每年夏天经常接诊多个公共泳池游泳后被传染红眼病的案例，此时佩戴隐形眼镜必然增加感染风险，而且一旦感染，后果会比没戴隐形眼镜严重很多。另一方面是水上运动有可能会冲刷掉隐形眼镜，造成镜片的遗失。折中方案就是在佩戴隐形眼镜的同时，选择一副好的护目镜或者泳镜，跳水时闭眼，在水中不要完全睁开眼睛，保持眯眼状态。出水后先抹掉面部的水后再睁眼。最重要的是建议这类运动中选用日抛眼镜，完成当日运动后不再重复使用。购买有度数的游泳眼镜当然是水上运动最安全的选择。

三、佩戴隐形眼镜时可以点哪些眼药水

隐形眼镜佩戴后最常出现的问题就是眼干，所以人工泪液必不可少。人工泪液是一类眼药的总称，其成分是模拟人眼泪，常用的药品成分有玻璃酸钠、羧甲基纤维素钠、卡波姆等，任意一种成分的眼液都可以。当然，不同的人对不同成分可能感觉有差别，可多试几种后选出自己觉得最好的。

人工泪液只能缓解症状，不能从根本上扭转干眼的病情。因为是模拟泪液，所以点上后不会有特殊的感觉。人工泪液包括有防腐剂的和没有防腐剂的，没有防腐剂的会在包装上说明，更适合于长期使用。当然如果眼干得特别厉害，建议暂时停戴隐形眼镜。

作为眼科医生，强烈反对长期使用点了有特殊感觉的眼药水，一般这种特殊的感觉都是冰片等成分造成的，这样的眼药水肯定是含防腐剂的，而防腐剂本身也会加剧干眼。笔者也反对使用洗眼液，反对无医生处方擅自使用抗生素等眼药水。眼部有好的细菌，也有坏的细菌，并不是要消灭所有坏的细菌，而是要维持眼睛表面细菌群的稳定状态，好坏细菌比例失衡才会致病。滥用抗生素眼药水，如我们在药店随时可以买到的氧氟沙星眼药水、左氧氟沙星眼药水、氯霉素眼药水、红霉素眼膏等，使用后会将好的细菌和坏的细菌一起杀死，反而打破了眼睛表面的稳定，而且经常使用会诱导细菌耐药，当真正出现严重感染的时候，这些抗生素

可能就已经不起作用了。

第六节 框架眼镜与隐形眼镜的优缺点

明确了合适的度数，下面开始考虑是选框架眼镜还是隐形眼镜。为此笔者绘制了一个简表比较两者的优缺点，如表 6-3 所示。

表 6-3 框架眼镜与隐形眼镜优缺点比较

优缺点比较	框 架 眼 镜	隐 形 眼 镜	获胜方
价格	镜框镜架分开，各价位均有	各价位均有	持平
佩戴方便度	方便，随戴随用	需要清洁洗手佩戴和摘取	框架
成像质量	中央清楚，镜框形变移位对成像影响很大	位置稳定，成像好	隐形
美观	看上去眼睛变小，无神	眼睛有神，还有美瞳	隐形
安全问题	不接触眼球	直接接触眼球	框架
高度数或大散光者使用	畸变大，镜片厚	畸变小，视觉效果佳	隐形
佩戴时间	用眼时可一直戴	每天佩戴时间过长会引起角膜缺氧	框架
护理保养	简单擦洗，无使用期限	每日清洗换液，有使用期限	框架

两者比较，各有优缺点，特总结了几条建议如下：

（1）一般生活需求，框架眼镜都可以满足。佩戴框架眼镜依然是现今最安全的近视矫正办法。

（2）隐形眼镜每日佩戴不能超过要求时间，尤其不能佩戴睡觉，可准备一副框架眼镜在摘掉隐形眼镜后的生活中使用。

（3）超高度数，双眼度数相差很大（屈光参差）或散光度数大的这几类人群,隐形眼镜视觉效果更好。框架眼镜会将物象缩小,如图 6-18 黑框中心就是戴着高度近视眼镜片所看到的失真的缩小物象,而佩戴隐形眼镜时这种失真会明显减少。如果双眼度数相差很大,佩戴框架眼镜后双眼给大脑传入的物象大小相差太大,大脑无法将之融合。而佩戴隐形眼镜后双眼物象大小不会相差很大,一般大脑都可以把双眼信息融合。

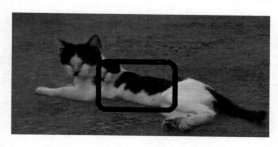

图 6-18 佩戴高度近视眼镜片所看到的失真的缩小物象

(4)有美容要求可以选用隐形眼镜。当我们佩戴框架眼镜时,其他人透过框架近视眼镜看到我们的眼睛都是缩小后的,而佩戴隐形眼镜时看到的就是原本的大小,所以隐形眼镜可以让我们的眼睛显得更大更有神。

(5)有活动性的角膜结膜疾病,如角膜炎、结膜炎都禁用隐形眼镜,疾病痊愈以后可以重新配戴。

(6)怀孕或游泳时戴隐形眼镜更容易角膜缺氧及感染,特殊时期尽量不要戴。

(7)隐形眼镜会加重干眼症状,可以搭配人工泪液使用,严重干眼需暂时停用,医院就诊后病情稳定后再佩戴。

(8)如果工作和环境多风沙、高污染,建议佩戴框架眼镜,经常从事剧烈运动者等应慎用框架眼镜。近年来很多研究也证实,一些微小的污染颗粒会溶解在我们的泪液里,破坏眼表的正常状态，而戴隐形眼镜也会加速这些破坏进程，框架眼镜可以起到一定的防护作用，如对外科医生而言，手术时建议选用框架眼镜，这样即便有血液体液的飚溅，也会被镜片所挡住。要知道很多的病毒，包括 HIV 病毒，都是可以通过血流、体液甚至泪液传播。

眼科急诊室解析

打羽毛球的惊吓

"经医生仔细检查，王先生还是万幸，只是被镜框擦破了眉弓皮肤，缝合了 2 针，树脂镜片完整未碎裂，眼球本身并没有受到明显伤害。"那么对于爱好运动的近视者而言，医生有哪些建议呢？

首先，镜片宜选择坚硬的树脂镜片，周边打磨圆润。玻璃镜片很重且容易碎裂，曾经见过玻璃镜片碎裂扎入眼球导致严重损伤致盲的病例。镜框一定要选择边缘平滑，材质不易折断，没有锋利锐角的款式，才能尽量避免出现王先生这样被眼镜框划伤的情况。其次，运动项目的选择要尽量避免碰撞对抗，要有减少外伤的意识，比如说打羽毛球可以选择单打而不是双打，游泳慢跑这些运动相对更加安全。从某种程度而言，一副好的眼镜可以帮我们避免一些外伤，比如遮挡飞溅的液体及细小尖锐物，或者植物划伤眼球，但如果是参加篮球、足球这些剧烈运动，隐形眼镜可能是更好的选择。

科普加油站　　雪中送炭的隐形眼镜

当我们听到"隐形眼镜"的时候，心中想起的关键词是什么？美观、方便、锦上添花、摩登人士之选？然而，有些隐形眼镜不是"偶像派"，而是"实力派"！在某些疾病人群中，隐形眼镜大放异彩，帮人们获得其他任何手术或者治疗方式都无法企及的好视力。

　　硬性角膜接触镜，简称"硬镜"，英文缩写是"RGP"。有一些患者存在不正常的大度数散光，如圆锥角膜或者受外伤后角膜的瘢痕挛缩，即使病情已经稳定不再发展，却因为大的散光度数而无法获得好的视力。框架眼镜对这部分人群并不是好的选择，这类人群常会因为框架眼镜戴上后的不舒适而拒绝佩戴，即便佩戴也仅仅获得刚够生活自理的视力。但是 RGP 可以为他们打开新世界的大门。因为独特的设计和原理，RGP 特别适合大散光度数的患者。日本和韩国是 RGP 制造大国，所以价格便宜，选择品种繁多，90% 以上的稳定的圆锥角膜患者可以依靠 RGP 获得较好的视力，满足基本的生活需求，而我国同款 RGP 的年均使用费用是日本的 6 ~ 8 倍，很多原本可以获得更好视力的患者因高昂费用望而却步。

　　另一类隐形眼镜我们称之为"巩膜镜"，它是一种更大直径，工艺更为复杂的隐形眼镜。对于一些因为免疫疾病导致眼球表面极度干燥，几乎没有眼泪产生的患者而言，眼睛干涩刺痛，根本无法睁开，非常痛苦，无法正常生活，即便频繁点眼药也是杯水车薪，起不到作用。而巩膜镜就像一个小脸盆，盛着一小盆水扣在了眼睛表面，患者的眼睛又可以重新湿润，在提高视力的同时，极大程度缓解症状。遗憾的是，巩膜镜很昂贵，目前我国也只有海南岛自贸区才特别批准临床应用，希望在不久的未来能在全国得以推广使用。

　　科技进步的下一步应该是科技推广，但中外动辄数倍的费用差别让绝大多数患者望而却步，对于我国隐形眼镜的现状而言，降低成本的关键在于拥有自主知识产权，希望未来的特殊材质隐形眼镜也能"旧时王谢堂前燕，飞入寻常百姓家"，成为患者愿意用、用得起的常备物品。

第三篇

技术篇

——该不该做近视手术？

【开篇导言】 近视手术的纠结

眼睛虽小，但是眼科分科很细，按照行业内鄙视链来说，做近视眼手术的屈光专科医生应该和白内障专科的医生一样处于鄙视链顶端，面对别的亚专科眼科医生时，他们心里往往浮现出那句话——"我很喜欢看到你们讨厌我，却又干不掉我的样子。"

为什么屈光专科医生这么有优越感又这么讨人嫌呢？

一方面，是潜在病源多，全国逾六亿近视者，哪怕仅仅1%的人进行近视眼手术，也是一个惊人的数目。手术的潜在人群年轻、爱美、追求自由与时尚、冲动消费，他们往往把近视眼手术看成一项微整形。

另一方面，即便绝大多数患者术后都非常满意，仍有极少数人群术后出现并发症，这时屈光医生往往将他们分流至各个亚专科帮忙解决问题，其他医生就会非常不客气地说："凭什么你们站着把钱挣了，有麻烦的情况却扔给我们来善后？"尤其是角膜专科的医生，门诊总会有那么几位是近视眼手术术后患者，要不就是术后严重干眼，要不就是难治性感染，抑或是术后角膜扩张需要进行角膜移植手术，林林总总，因此，大多数眼科医生都没有兴致为自己的家人和朋友推荐近视手术。

虽然每种近视手术都有其适应症和禁忌症，每年国内外学者也会一同探讨和分享手术经验，但具体选择哪种手术方式要根据医疗原则来考虑，也要兼顾主治医生对不同手术方式的掌握程度。因此，我们将在本篇聊一聊主流的近视手术，并且给予专业的建议，力图帮助读者了解近视眼手术的简单工作原理以及不同术式的差别，以便做出最适合自己的选择。

做完近视眼手术后为什么视力还下降了？

小卫两年前做的激光近视眼手术，一年前出现缓慢视力下降，近期似乎越来越看不清了，于是他到医院复查，看看是不是近视眼手术出了问题。检查结果显示，小卫又出现了 100 多度的近视和 50 度的散光。

为什么做完近视眼手术还会出现视力下降？是不是手术出了问题？在本篇中您能找到答案。

现在的主流手术主要分为两大类：角膜激光手术和眼内人工晶体植入手术。一种是做"减法"，着手于眼睛内的定焦镜头——角膜，把角膜削薄一点，让凸透镜不那么凸；另一种是做"加法"，在眼内变焦镜头——晶状体的前面再加一个外表类似隐形眼镜的人工晶状体。我们将在下面几章分别进行介绍。

第七章 近视激光手术安全吗？可以做吗？

近视眼手术已经有几十年的发展历史了，其无疑是一项伟大的技术进步，已经帮无数人顺利摘掉眼镜，但是手术方式还有缺陷，并且一直在不断改进，即便是现在最常用的手术方式，我们也没有获得充分的数据来验证手术的长期安全性。

我们之前提到，绝大多数近视者都是因为眼球前后直径也就是眼轴过长，导致光线聚焦在视网膜前，无法清晰成像。最完美的解决近视办法当然是让眼轴回归正常，使眼睛各零件性能匹配，光线在视网膜上聚焦。近视眼手术的效果从某种程度上来说，和我们佩戴眼镜是一样的，只是把眼镜从眼睛前面挪到了眼睛里面，所以近视手术并不是治愈了近视，而只是让近视者更方便地享有清晰视力，代价就是将镜片放入眼睛这个过程中，手术操作对眼睛的损伤。这些损伤可以分为两类，一类是我们可预计的，和手术设计相关的，比如切口的愈合、疼痛、神经的再生等；另一类是我们无法预计的，是因为个体差异而存在的，比如术后的感染、外伤让角膜瓣撕脱、角膜上皮持续不愈合等，这些小概率事件常常导致严重的并发症，影响术后效果。

因此，近视矫正手术不是买卖，也不是服务，而是一项有严格市场准入机制和评价体系的医疗项目，对于"手术是否安全"这一问题，技术本身的安全保障固然重要，术前充分了解并选择适合自己的手术方式也同样重要。本章将详细介绍近视激光手术的基本原理以及不同术式的区别，以便读者结合自身情况进行选择和判断。

第一节　各种角膜激光手术都是怎么完成的？

　　PRK、LASIK、LASEK、波前相差引导、半飞秒、全飞秒，这些名词你是不是听着都头大？应该选择哪种技术好呢？

　　我们的角膜，厚度约为 0.5 ~ 0.6mm，但是分为 5 层结构，其中有 4 层结构都特别薄，只有中间一层"基质层"，就像汉堡包中间的牛肉排一样扎实、均匀，占了全角膜厚度的 90% 以上，如图 7-1 所示。激光手术就是在这一层上做文章，其本质就是根据一系列测量的数值，由电脑算出并自动切削一部分基质层，让角膜这个透镜变得更凹（近视）或者更凸（远视），所以说像十字绣一样简单、精确。

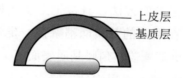

上皮层
基质层

图 7-1　角膜上皮层和基质层示意图

　　但是角膜最外层的上皮层结构有点特殊，它可以再生，再生速度还挺快，即使全角膜的上皮层都掉了一般也能在 3 天内完全长好。但是在上皮没有长好之前，上皮下的神经裸露出来会有难以忍受的剧烈疼痛。因此，这么多手术方式的区别无非就是两点：①如何达到更精确的切削；②如何更好地穿透上皮层，以追求更少的非必要损伤。

　　首先简单说明什么是准分子？什么是飞秒激光？

　　准分子是 20 世纪末被发现并应用于角膜屈光手术的一种激

光，它的脉冲大概是 10 ～ 20 纳秒，几乎不会对角膜组织产生热伤害。由电脑计算后，它自动将要去除的角膜部分气化消融，完事后用水一冲，角膜就成了新的形状，干净利落。

而 20 世纪末期才发明的飞秒激光（femtosecond laser），比准分子激光精度更高，飞秒的脉冲约千万亿分之一秒。飞秒激光的基础技术，名叫"啁啾脉冲放大技术"，但这个有着可爱名字的技术可是一鸣惊人，一举获得了 2018 年的诺贝尔物理学奖，在诺贝尔评审文件中也明确提到授奖的依据之一就是全飞秒激光在近视眼手术中的广泛应用，而全飞秒"SMILE 手术示意图"更是被用作关键科学背景图出现在了 2018 诺贝尔物理学奖发布现场。

不同于准分子激光消融表面组织，飞秒激光是隔山打牛，它可以聚焦在角膜内部的任意层次，精确地削出一个非常平整的平面，并且对周围的组织没有明显副作用，切割面十分光滑、精准。

那么又怎么穿透上皮层呢？

PRK：最简单粗暴的方法，直接把上皮层机械性地刮掉，然后再用准分子激光在裸漏的基质面消融掉一定角膜，手术后等上皮自己爬行修复，重新覆盖在角膜基质表面。

LASEK：用酒精把上皮层泡软，给它留个蒂，其他部分整个掀起来，然后下方基质层同样用准分子激光切削，手术后把掀起来的上皮层复位，原样盖在基质层表面。一段时间后新的上皮层长出来，替代原来掀起来的上皮。

TPRK 和 Epi-LASIK 是以上两种方式的变种，在手术方式上稍有不同，这 4 种手术均只有准分子激光参与，最终效果几乎相同，属于同类型手术。

LASIK：把上皮连一小部分基质切削下来，仅留一个蒂，像一个盖子一样掀起来，称为"角膜瓣"，然后在下方裸露的地方用准分子激光切削，手术后把掀起来的盖子复位，原样盖在表面。

制作角膜瓣可以使用全自动机械性的角膜板层刀，也可以使用飞秒激光。飞秒激光做角膜瓣比角膜板层刀更有优势，更加精确，很像武侠小说里描述的，某位少侠在大树前挥掌，大树纹丝不动，大家围拢观察，却发现树干已经横腰截断，断面如镜面般整齐。所以飞秒激光在做瓣这个步骤上正在逐步取代角膜板层刀。如果用飞秒激光做角膜瓣，就是大家常说的"半飞秒手术"（FS-LASIK），既有飞秒激光的参与，也有准分子激光的使用。

SMILE：直接用飞秒激光在角膜基质层内部隔空切两个平面，合成一片透镜，在角膜边缘开一个小口，把那个透镜从角膜中央拉出来，可以想象成从角膜里拉出来一片有度数的隐形眼镜，完全不碰上皮，也不用制作角膜瓣。SMILE全程应用飞秒激光，也就是大家常说的"全飞秒手术"。

第二节　不同激光近视手术的优缺点

一、LASIK或FS-LASIK

优点：完整保留了角膜前部的结构，术后反应轻、恢复快，1 200度以下近视和600度以下散光可以选择，手术基本不疼，术后恢复最快，曾是最主流的手术，现在有被全飞秒SMILE手术逐步取代的趋势。

缺点：需要两个步骤，多了一步制作角膜瓣的过程。如果应用飞秒激光来制作角膜瓣，费用当然上涨很多。另外还有一个最重要的缺点，就是极少部分人手术后伤口一直愈合不好，或者不注意时刮蹭眼睛，在伤口没长好前使劲揉眼等行为，导致角膜瓣移位甚至掉落。此时该怎么办？上皮层可以自我修复，基质层却不会再长。虽然这个情况非常少见，但是一旦发生后果严重，无法挽回。那么角膜瓣多久可以和下面的基质牢固贴合长在一起呢？这个问题很难回答，因为个体差异性太大，笔者曾经遇到过手术后10年的病人，偶然原因刮擦眼睛，导致角膜瓣移位。这也就意味着有些人可能在手术后角膜的切口位置一直存在一个潜在的分隔，永远不会恢复到术前上下融为一体的状态。

另外，LASIK术前计算机会根据近视者角膜厚度和近视度数精确计算出掀开角膜瓣并且激光消融后剩下的基质层厚度。剩下的基质层厚度过薄的话，将无法对抗眼内的压力，发生预期外的形变和不正常的扩张，使角膜中央前突并圆锥化，严重影响视力，出现这种情况后，很多人只能靠角膜移植手术保存部分视力。所以如果术前评估角膜的厚度不够，部分人群可以改为PRK手术，剩下的人群会直接建议不能做激光近视眼手术。

二、PRK、LASEK、TPRK和Epi-LASIK

优点：不会出现"角膜瓣遗失"这样的严重并发症，无过即功。同时，因为前部不用预留角膜瓣的厚度，对于一部分角膜厚度相对不够做LASIK手术的患者可以选择这类手术。

缺点：只有800度以下近视和600度以下散光才可以选择此类方式。PRK和TPRK刚做完手术几天非常疼痛，影响生活，LASEK和Epi-LASIK疼痛感轻一些，但也需要多预留几天假期来恢复。极少部分人上皮持续不愈合，在此期间较为痛苦，缺乏上皮层的保护，角膜也更容易感染。这些术后恢复期的任何不正常过程，都有可能在角膜上留下永久的瘢痕，影响视力。

三、SMILE

优点:最精确,切口最小,没有角膜瓣,不会出现角膜瓣遗失或移位。运动员或军人这类较容易受外伤的职业人士如果想矫正近视眼,SMILE 是最佳选择。适应范围是 100 度到 1 000 度的近视,300 度以下的散光。SMILE 手术中切断的角膜神经是所有激光近视眼手术中最少,所以术后干眼的发生率最低,恢复也相对较快。截至 2019 年 4 月,全飞秒在中国已经完成一百万例近视眼手术。

缺点:手术医生要求相对最高,费用也最高,双眼一般做下来要 4 万元左右。因为是最新术式,缺乏 10 年以上的术后观察。

另外还有一种"个性化 LASIK",是在 LASIK 的基础上加用一种仪器引导,可以减少"高阶相差",简而言之,就是让你获得更好的术后视觉效果,但只有术前检查发现"高阶相差"高的人才有必要做,在术前检查时医生会评估你有没有必要加用这种仪器引导。这种"个性化 LASIK"叫"波前相差引导 LASIK"或者"角膜地形图引导 LASIK",只能用准分子磨镶,不能用全飞秒。

需要提醒的是,以上手术方式,每一家医院都只能提供其中的几种,因为飞秒激光的仪器非常贵,有的医院没有审批购买,则所有的手术方式都是准分子。而购买了飞秒激光的医院出于成本的考虑,则可能淘汰准分子激光手术方式,或者大幅减少准分子手术量。因此,在手术前,最好先了解一下待选医院的基本设备情况,根据经济情况考虑一下,再选择具体医院。

第三节 具体应该选哪种激光近视手术方式？

医院根据检查结果，包括角膜厚度、角膜地形图以及其他视觉质量相关检查，会有 1 ～ 2 种术式的推荐，到时候再参考上述内容，结合自己的经济情况来选择即可。这几种术式存在即合理，总体来说各有优劣，但对于具体的手术医生而言，对不同手术的经验、手术量及手术把握度都是不一样的，不同品牌的机器参数上也有些许区别，所以请务必尊重医生的建议才能选择到最适合的手术方式。

一、什么情况下可以做激光手术

首先，当然是要有比较强烈的不戴镜意愿，并且愿意出高价。

其次，要年满 18 岁，度数稳定两年以上（每年变化不超过 50 度），且手术前散光 <600 度。如果双眼度数相差很大，超过 250 度，以上标准可适当放宽，但是具体的手术效果需要跟手术医生详细沟通了解。

满足以上两个条件后，停戴隐形眼镜一个月，OK 镜 3 个月，选一家你信任且价格也合适的医院，挂一个眼科屈光门诊的号，进行一些系列检查，包括确定你的度数、角膜的厚度、视觉质量相关检查等，排除其他眼部疾病等，然后根据医生建议结合自身情况来选择手术方式。

二、什么情况下不能做激光手术

度数不稳定者，需要等稳定后再考虑。如果 20 多岁了眼镜度数依旧不稳定，每年仍增长 50 度以上，或者出现散光度数持续增加，都是眼睛可能有问题的提示，如病理性近视或圆锥角膜。如果强行手术或者隐瞒病史，可能出现术后大度数的反弹，手术效果大打折扣。二次激光手术并非不可以，但是需要比第一次更加谨慎对待，现在国内进行的也非常少。

屈光门诊需要详细收集待手术者的病史，精确设计手术方式，因为几十秒的激光一旦切削完毕，不论满意与否，角膜也无法再回复原状。但是现实的悖论就是，越有名的医生和医院，可能就诊人数越多，分给每一位患者的时间就很少。在做之前详细整理自己的病史，就医时准确、全面地告知医生，对于手术的安全大有裨益。如果是疤痕体质或者有其他特殊病史，如全身免疫性疾病、糖尿病等，请一定如实告知医生，比如糖尿病患者现在已知的术后反应就包括上皮可能延迟愈合、神经再生缓慢，比普通情况更容易感染等。医生获知病史后会针对你的病情予以特别关注，在手术时机和方式上的选择很可能会因此改变。在很多疾病过程中，眼睛的各个部分都可能被波及，有些原理和机制现在的医学都尚不清楚，部分患有风湿免疫性疾病的患者，如类风湿关节炎、红斑狼疮、甲状腺疾病等，都可能引起激光手术的靶部位——角膜的各部分组织出现异常，在临床上经常会看到一些不明原因的角膜溶解溃疡甚至穿孔，追查线索常常会发现存在以上自身免疫性疾病。如果这类近视者还选择了激光手术，那么无疑会将病情复杂化，甚至产生非常严重的后果。还有一些遗传性的疾病可能在 20 多岁以后才开始显现，所以在考虑手术之前，也要详细了解自己的近亲家属有没有眼部问题。青光眼、角膜营养不良、视网膜色素变性等疾病都是有遗传倾向的，直系三代内亲属有这些眼病，应该记录并且告知医生重点关注。若检查出其他的眼科疾病，如角膜太薄、圆锥角膜倾向高、严重干眼症等，请遵医嘱。

怀孕、月经期、感冒、眼红局部感染或其他特殊时期，请别着急，等好了再说。

对自我要求太高、完美主义者、精神高度紧张者不适合手术。现在已知焦虑和抑郁情绪都会影响泪液的分泌，并且加剧术后的干眼症状，形成恶性循环。上帝是公平的，每一个选择都是得与失的较量。

三、可能出现的手术危险是哪些？

激光手术已经很成熟了，站在医生的角度，这是一个锦上添花的手术，必定希望把风险降到最低让各方满意。但是，所谓"一样米养百样人"，有些人竟然对米和面都过敏，所以有些不良反应和并发症根本无法完全避免。

激光手术后的视力能到多少，医生的参考指标主要是术前的最佳矫正视力，也就是手术前你戴上眼镜最好能看到多少的视力，做完手术后正常情况下，你不会超过那个最好视力，当然，也有少数人术后竟然超过了术前最好视力，那是可遇而不可求的。因此，没有哪个医生会给你保证术后一定能看到多少。激光近视手术后或多或少度数会有一点回退，所以手术设计会稍微多一点点，即使回退后也能达到完全恢复，比如刚做完手术能看到 1.2 或者 1.5 的视力，在恢复过程中组织再生修复稳定后有 1.0 的视力，那么被手术者也是满意的，完全符合生活工作裸眼视力的要求。

2018 年美国眼科学会总结编写并出版了《屈光不正与屈光手术操作指南》（*Refractive Errors & Refractive Surgery Preferred*

Practice Pattern®)，该指南是全球近视手术者的"圣经"，是迄今最具科学性和权威性的报告，是所有公开发表的关于近视手术研究的集大成，并且会根据研究的科学性给出评级供读者参考（其中，LASIK 和 PRK 都是基于准分子激光的手术方案）。

（1）2009 年 Solomon 课题组统计了过去十年全世界 1 581 篇近视相关论文，包括 1 630 万近视及远视眼 LASIK 手术患者，年龄在 18 ～ 67 岁之间，97% 的患者术后得到预期视力。

（2）在一项双眼对比的研究中，术后 6 个月，92% 的 LASIK 患者和 94% 的 PRK 患者获得了 1.0 或者更好的视力。

（3）美国 FDA 关于 LASIK 质量与生活的研究显示，99% 的海军手术患者和 96% 的常规手术患者在 LASIK 术后 3 个月获得了双眼 1.0 或更好的视力。

（4）一项激光近视手术 10 年后的观察，术前 600 度以下的患者在术后 10 年的近视平均回退度数为 10 度（10 度是根本感受不出来的）。

整体结论为，近视手术安全有效，前提是被手术者必须通过严格的检查和筛选。

术后有一些常见的反应，比如说上皮愈合不良、一过性的角膜浑浊等，基本依靠药物治疗都可以完全康复，至于手术后其他并发症，比如严重角膜感染、角膜上皮植入、伤口迟迟不愈合、术后圆锥角膜化等，虽然发生率以千分之几甚至万分之几计算，但医患双方都绝不希望碰到。而且，一位有经验的好医生，绝对不是没有出现过术后并发症的医生。真正的经验是体现在如何合理妥当地处理各种并发症，如何力挽狂澜、减小损失。当然，每年全世界各地也在如火如荼地总结并发表各自的经验、研究成果，甚至总结指南以确保手术的安全。因此，找家信任的医院，听医生的专业意见，才是最大限度减少术后不良反应的不二法门。

四、眼科医生为什么自己都戴眼镜而不选择做手术？

笔者曾问过一位美国的教授，如果您的患者问您：为什么您自己戴眼镜却不做手术，您怎么回答？他说："这是我的选择（It's my choice）！"

这样的回答肯定不能令广大中国近视眼患者满意。实际上，这个问题的答案是，很多眼科医生，尤其是执刀近视眼手术的眼科医生，自己或者家人都做了近视眼手术。某一年的全国眼科年会有一个医师辩论赛，辩题就是"近视眼手术利大于弊还是弊大于利？"。说弊大于利的那方举出一堆并发症，包括各种数据、各种惨痛，看得人心有戚戚。另一方则四两拨千斤：我们这方的辩友都是屈光医生，都做了激光近视眼手术，迄今为止都非常好，没有任何不适和并发症。

另一个与飞秒激光相关的小笑话，笔者在美国密歇根大学kellogg眼科中心访学期间，一位医生很自豪地告诉我，可以医用的飞秒激光机就是他们眼科中心一位一年级住院医师发明的（大概相当于我们的硕士一年级，学医之前其本科专业是理工科），所以飞秒激光所有的前期研究也都是由他们牵头完成的。我一面感叹一面问：那么这位牛人现在还在这里当屈光医生吗？或者被挖到其他哪个顶级名校去了？那位医生很诧异地看着我，说："都没有，他用挣的钱在加州海岸买了一套大别墅，天天躺那晒太阳，啥也没干。"

事实上，很多眼科屈光亚专科的研究生毕业都获赠了导师亲自操刀的近视眼手术作为毕业礼物，笔者也曾见一位全国近视眼手术业界数一数二的专家给自己的孩子"送上"近视眼手术作为成年礼物。因此，做不做手术取决于个人的意愿、眼部条件，应理性看待近视手术。

第八章　晶体植入 ICL 是什么？

ICL 是"可植入式隐形眼镜"（implantable contact lens）的缩写。顾名思义，就是把隐形眼镜植入眼内，ICL 其实是一款国外公司生产的镜片，专用来矫正近视远视及散光，只是由于应用多，直接用 ICL 代替了"有晶状体眼人工晶状体植入术"（Phakic Intraocular Lens，PIOL）这一拗口的专业手术名称。

第一节 晶体植入ICL手术怎么做？

ICL 这个手术相当于给眼睛做加法，在保留眼睛原有结构不变的情况下，把有度数的人工晶体，也就是镜片植入到眼内，如图 8-1 所示。现在最常用的术式是把 ICL 装在瞳孔后面和晶状体之前这个狭小的空间内。

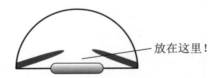

放在这里！

图 8-1　ICL 术式人工晶体放置位置

这个手术本身开展应用的时间并不是很长，但是它脱胎于非常成熟的白内障手术，并且实际操作步骤比白内障手术还要简单，在眼科算操作简单的一类手术，但由于手术者都是健康正常人，所以医生会背负比做其他治疗眼部疾病的手术更大的心理压力。

因为材料学的进步，ICL 可以很小、超薄，并且可折叠。手术方式是在角膜上开一个极小的口子，将折叠的 ICL 通过推注器打入眼内，调正位置即可，术后也不需要缝针，10 分钟左右可以完成手术。

激光手术是机器自动切削，而 ICL 手术对医生的手术技巧和经验要求更高，选择好医院、好医生非常重要。

ICL 的术前检查基本同角膜激光手术一样，但会因为手术方式需要进入眼内而额外增加一些眼内情况的评估检查。

第二节　ICL和激光手术有什么不同？

一、ICL可以做到很高的度数

其实相比而言，高度近视，甚至 1 000 多度近视患者的生活更加不便，也更痛苦，而激光手术度数越高，相应去掉的角膜就更多，术后并发症出现的概率就越大。但是 ICL 不同，无论度数多少，手术都是一样的做，需手术的度数只是体现在 ICL 镜片本身的度数上，不同度数镜片在厚度上没有明显变化，就好像张三戴的 100 度的隐形眼镜和李四戴的 1 500 度的隐形眼镜一样，外观上没什么区别。这一点在某些人群的近视手术选择中有绝对优势，特别适合超高度数（>800 度）或者角膜薄不适合做角膜激光手术的人。

二、ICL可逆

ICL 惰性，可在眼内永久存留且不会变性。它主打"手术可逆"的口号——即手术后如果有不满意或不适应，随时可以将 ICL 取出。但是，笔者希望每一位做 ICL 手术的近视者都不要出现"逆"

的情况。"可逆"是个伪命题，因为取出 ICL 也是一个手术，并且比植入麻烦，损伤更大，就像那句"我们永远不可能两次踏入同一条河流"，即便术后取出 ICL，眼睛的状态也和未植入前大不相同。

眼球其实是个循环的密闭水池，一边在产生水，一边在排水，一直保持着自己的封闭和稳定。任何眼内的手术操作，都会暂时打破眼内的稳定状态，术后改变了的眼内液体成分、浓度，以及手术引起的炎症因子释放等，都只能依靠眼睛的自循环体系来净化以重新恢复稳态。眼内结构都是泡在水池子里的，池水成分不稳定了，眼内结构也会有损伤，只是损伤大小不一，有些人损伤很小，通过自我代偿后可以忽略不计，有些人就无法完全代偿，从而表现出来如提早出现白内障，即晶状体的浑浊。

这里所谓的"提早出现"，只是一种预估计，因为现在全世界都没有大样本的数据告诉我们"提前出现"的平均数值是多少。可能你正常衰老会在 70 岁时做白内障手术，而做了 ICL 手术后则提前为 65 岁，这样的差距其实没有什么实质意义。而且白内障是把浑浊的晶状体去除后装入人工晶体替代，可以把 ICL 的度数折到人工晶体上，术后即使去掉 ICL 也能达到差不多的矫正效果。

但是如果你做完手术几年后就出现白内障了呢？如在 40 岁壮年时就要做白内障手术了呢？会不会有所后悔？

这是个现阶段无解的问题。因为白内障的发生，和遗传、环境、紫外线照射程度等因素有关，每个人都是不一样且无法提前预计发生时间的。

同理，还有 ICL 术后出现的视网膜脱离，是与手术无关的原发性脱离，还是受 ICL 手术影响而出现的病变呢？这些问题仍然是国际争论的焦点，虽然研究很多，但是迄今尚无定论。但有研究报道称，在做 ICL 手术的病人中约有 1/4 是视网膜有变性区，如不激光封闭未来极可能出现视网膜脱离。早期发现，早期处理，能够避免绝大部分术后并发症的发生。如果谁向你保证绝对安全，那么便可以转身走人，只能说明：①他对风险认识不够充分；②既然都没安全意识，更不会处理危机；③出事了你可能找不到他。因此，需要再次强调的是，当准备选择 ICL 手术时，医生的经验和责任心尤其重要，术前了解近视状态，详细检查眼底视网膜情况，也是对手术者最大的负责。我国的很多行业专家也呼吁，给低度数者选择 ICL 需要非常谨慎。

需要提醒的是，激光手术因为高度依赖机器，双眼一般可以同时进行，除了 PRK 这类手术可能有两三天完全无法工作，其他激光手术可以术后 1～2 天投入简单工作。而 ICL 因为是内眼手术，理论上存在全眼感染风险，秉着"不把鸡蛋放在同一个篮子"的原则会将双眼分两天进行，也是术后 1～2 天基本可以投入工作。术后当天不洗头，一周内也不要让除了眼药水以外的水进入眼睛，不要眼部化妆，术后一个月内不要游泳，避免剧烈运动。

第九章　近视手术如何选择?

想做近视眼手术的人很多，你能不能做手术以及选哪一种手术方法，除了考虑个人意愿外，医生的评估是最重要的。然而现状是，医院里医生没有办法和每位患者详细解释其中的原理。因此，我捋了捋思路，详细总结了常见的问题，希望能够帮助读者解决关于手术的困惑。

一、明确自己做手术的目的

这个问题的另一个问法是：现在你的生活中有多长时间是想迫切摘掉眼镜的？比如，模特、军人等特殊职业，对不戴镜视力有要求，这种情况如果基本上符合条件，都可以考虑手术。但如果工作生活中没有摘镜需求，仅为了美观、方便，那么就要好好权衡一下收益以及手术操作可能出现的风险。这里尤其要提醒以下几类人群：

（1）每日长时间面对电脑或者在高亮度环境中工作的人，这类人群本来就特别容易出现"视频终端综合症"，导致干眼，并且会随着年龄增长而加剧，如果本身有严重干眼了，做完手术后，很可能变本加厉，甚至有些人完全没法正常工作，那就得不偿失了。如果仅为轻度干眼，条件允许下建议手术选择"全飞秒 smile"手术，对术后干眼的影响相对较小。

（2）工作生活在高污染、高粉尘环境，或者工作环境中可能受伤，如运动员等人群，在这种情况下，眼睛手术都不是最佳选择。其他有特殊职业要求，比如夜间开车的司机，绝大部分手术，尤其是角膜激光手术，做完后他们都会有一段时间眩光、光晕，影响晚上视物或开车。这些情况大多会在几个月后缓解或者消失，但如果你没有办法做到几个月晚上不开车，或者你的工作性质经常需要晚上出门，那么一定要告诉你的医生，并且认真思考一下如果这种情况没有缓解，自己是否能接受。

（3）30岁及以上人群。这里30岁只是一个大概的界限，一方面，年龄对术后的恢复有较大的影响，年纪越大，术后出现某些并发症的危险也会增高；另一方面，40岁左右会出现老花，如果我们20岁选择做近视眼手术，成功的手术会让我们拥有较好的视力。在40岁之前，可以享受手术带给我们这一红利约20年，基本覆盖了我们人生最重要的事业打拼期和家庭建立期。但30岁再做近视眼手术，红利期只有10年，加之我们第2章提到，年轻的时候视力很好，老花反而提早出现，那么花费不少，承担同样的手术风险，却换来不到10年的摘镜体验，是否值得呢？当然，因为现在有相当一部分观望者可能到30多岁才决定手术，那么很多术者的共识是会酌情给术后预留一点近视度数，让老花到来的晚一点，但这样势必会影响看远时的视力，有些人也会觉得做完手术仍然有度数是很不值得的。

二、收集自己近两年的眼科检查结果，了解自己和家人的全身情况以及疾病史

这一点也是为了让术后拥有更稳定的效果。手术做完后有一定的恢复期，如果没有眼部的基础疾病，那么恢复情况是可预计的，符合大样本观察的结果。如果有相关的眼部疾病，手术选择一定要更慎重。这里要重点提一下高度近视的人群，尤其是1 000度以上的超高度近视。很多眼底视网膜专科的医生强烈反对ICL手术，就是因为超高度近视本来就会带来很多眼底视网膜的问题，做近视眼手术对这些可能发生的疾病并没有预防或者治疗作用。

虽然现在没有明确的证据证实眼内手术操作，比如 ICL 植入会增加高度近视患者患视网膜疾病的风险，但可以肯定的是，ICL 的存在会让一些视网膜疾病的治疗变得不方便。从亚专科角度考虑，视网膜专科医生会认为超高度近视眼患者本来就是立于危墙之下，在暂且安全的情况下，最好"不要折腾"。也有很多屈光医生碰到过这样的案例，患者两三千度的近视，眼镜根本没有办法验配，对 ICL 有非常强烈的手术愿望，甚至说哪怕有一年时间能看得清楚，自己付出什么代价都值了。这样的请求当然令医生动容，也无法拒绝，ICL 也确实可以为他们打开新世界的大门。笔者有一位 30 多岁的同学，计算机专业，下定决心做近视眼手术摘掉眼镜，目的是为了踢球方便。我却给他泼了一大盆冷水，建议他不要做，因为作为老同学，我知道他曾经有近 20 年的甲状腺病史，即便现在控制尚算稳定，但这类内分泌疾病需要特别谨慎，加上他的工作需要长期面对电脑，而摘镜目的又是为了进行碰撞性的足球运动，并且频率可能是一两周一次，我认为近视眼手术与他而言是风险大于收益的。

三、确定要做手术后如何选择医院和医生

选择医院要考虑以下因素，首先，确定你在哪里，想在哪里做。因为近视眼手术后半年内会较为频繁的复查，所以并不建议跨省跨区域手术。其次，明确自己的预算，激光手术价格按"准分子—半飞秒—全飞秒"递增，不同医院由于机型不同，价格也一定有所差异。最后，判断选公立医院还是私立医院。作为一名眼科医生，平心而论，如果你的手术意愿非常强烈，理解并且接受手术全部风险，度数不大，情况不复杂，完全可以选择服务更好排队更短的私立医院，但如果你对手术效果和安全性心存疑虑，在做

不做手术之间徘徊犹豫,或者情况有些特殊,自己拿不定主意时,那么建议选择公立医院进行筛查,公立医院没有什么经济指标,手术安全性是第一位考虑的因素,而且公立医院医生在执业期间的持续教育较多,分科多且细,眼科内部各亚专科配合较好,对预测和处理各种并发症可能更有经验。

选择医生,口碑固然很重要,但手术医生的经验和受教育背景更为重要,对各项技术缺点的把握,对并发症的反思以及手术方式的提高都是曲折前行的。依托互联网技术,我们可以在很短的时间内就搜索到想了解医生的受教育背景和执业经历。

四、医院检查,遵从医嘱

选择好医院和医生之后,请带好你所有的资料赴诊,一定要在就诊期间将你的全身情况、既往病史、手术目的明确清楚地告知医生,剩下的就完全遵从医嘱,包括需要做哪些检查,最终选择哪种术式,都由医生决定。既然选择了,就用人不疑,医生会权衡你的需求并根据你的实际情况,用专业知识来判断,比如200度的近视,角膜条件尚可,即便要求做 ICL,医生也会强烈建议改为角膜激光手术。这种情况一定要听从医生的安排。

总体而言,太钻牛角尖或者追求完美的人不适合手术治疗,还是戴眼镜最安全方便。希望看完这本书的你,不会再问哪种手术最安全或最有效。如果这个答案有定论,那么除了完美的那款术式,其他都会被淘汰消失,医生也不用大费脑筋了。

在本书最后的附录部分,笔者邀请了两位做过近视眼手术的体验者来分享他们对近视眼手术的选择以及术中及术后的感受,以供参考。

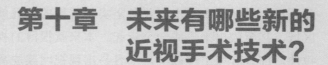

第十章　未来有哪些新的近视手术技术？

病理性近视是一种非常特殊的近视，一般的近视者到了成年左右，随着全身发育的停止，眼睛的生长发育也停止，近视度数保持稳定不会再增长。而病理性近视的患者"停止机制"出现问题，眼球前后直径不断增长，成年后近视度数仍以每年100度以上的度数递增，眼球的各个结构无法忍受无限拉伸的状态，就像吹气球一样，气球越大，本来兼备坚实与柔韧的外壳就会出现薄弱的区域，甚至鼓出来形成一个隆起。本来就很薄的视网膜被迫随着拉伸，部分区域出现破洞，很容易出现视网膜脱离。而且常规的视网膜脱离复位手术效果也不好，因为视网膜太薄，千疮百孔，补了东墙，西墙又漏了，最终补无可补，眼睁睁地看着患者出现严重的、不可逆性的视力损害，甚至彻底失明。

病理性近视迄今具体原因不明，有遗传倾向，目前没有很好的介入或预防办法。

有一种应用多年的手术叫"后巩膜加固术"，由于眼球一直变长，那就给它用一条带子兜着底，不让它变长。这个手术，有报道效果很好的，也有报道没什么效果的，见仁见智，差异极大，应该跟患者本身的条件和医生的手术技术都有关系。如果眼球的增长无法停止，即便用手术兜住眼球后部作用也有限。但对部分情况，被兜住的部分可以帮助解决一些问题，这部分患者做完手术就会有明显好转。

另外，处于研究阶段的紫外交联治疗病理性近视也是全世界研究的热点。有学者认为出现病理性近视的原因是眼球外壳——巩膜不够坚韧，就像薄壁塑料袋很容易拉扯开，而厚壁塑料袋则能够抵抗膨胀而不容易发生形变。紫外交联仪的应用原理是用紫外线和核黄素反应，让照射局部的巩膜增强韧度，减少扩张。该机器 2017 年已被美国 FDA 批准，用于治疗圆锥角膜或者 LASIK 术后的角膜扩张圆锥化，全世界眼科医生竞相验证其治疗效果，事实可喜，效果不错。于是，科学家想试图用同样的方法来照射巩膜，希望能控制病理性近视的发展。现在已在小鸡等动物实验中看到了一定的效果，但是如何使用以及使用方式和剂量如何改变才能兼顾安全性和有效性，仍需要多年的实验室研究来认证。

对近视的研究，我们人类从未放缓脚步，从眼球形态变化到分子生物机制，从基因多态分析到用眼行为学研究，由大及微，不论宏观、微观，都有大量科学家和眼科医生在奋斗，可喜的是，现今中国学者和医生在国际近视眼研究的大部队中也位于第一梯队。

眼科急诊室解析

做完近视眼手术后为什么视力还下降了？

小卫现在并不记得自己当时做的什么手术，但是医生在裂隙灯显微镜下判断他很可能做的是 LASIK。在详细追问病史后了解到，原来小卫在近视眼手术前度数并没有完全稳定，每年还有小幅度上涨，具体度数并不知道，只是觉得视力每年都变差一点点，而近视眼手术的术前要求是近视度数稳定两年以上。近视眼手术只能中和掉现在已有的度数，医生在实际操作中其实会稍微过矫一点，也就是多做一点点度数，以保证术后即便有轻微的度数回退也是能看清楚。如果术前度数没有稳定，在度数变化期做近视眼手术就可能像小卫这样，做完后慢慢又出现近视度数了。当然，随着年龄增加，度数的增长速度会放缓甚至稳定不再增长。小卫还有 50 度的散光，医生不知道他术前度数与角膜厚度等参数，也嘱咐小卫定期观察，每半年验光一次，如果散光度数继续增加，要怀疑继发性圆锥角膜的可能，也就是说激光手术切削掉了太多角膜，剩下的角膜厚度不够，不足以维持正常的形态而往前突起呈圆锥化改变。此时，角膜散光增大甚至角膜内部发生破裂，就只能做角膜移植手术了。

激光近视眼手术后出现近视度数回退的比例较低，而继发圆锥角膜等严重并发症的出现更是少见。根据小卫的情况，笔者提醒大家，决定手术前一定要等到近视度数稳定。另外，选择靠谱的医院和有经验的医生，留存好术前资料、定期复查，也是减少并发症出现的关键因素。

科普加油站　　近视激光手术的前世今生

20 世纪 20 年代初，在西方国家已经有人陆续开始尝试近视眼手术，当时是直接用手术刀片放射状的切开角膜，精度很低，术后效果并不好，当年那些"吃螃蟹者"进入暮年，很多手术的并发症也逐渐凸显。20 世纪 70 年代，准分子激光进入近视眼手术医生视野，经过不懈的改良，直到 1995 年美国食品药品监督局（FDA）才正式批准其上市使用，自此之后的 20 余年，近视眼手术在准分子激光的基础上飞速发展，迅速开发了多种术式，开始广泛应用于近视的治疗，许多术式迄今还在大量使用。

20 世纪末飞秒激光的诞生，将激光近视眼手术带入了"无刀时代"，2018 年的诺贝尔物理学奖花落一种简称为 CPA 的超强的脉冲激光，中文名字叫"啁啾脉冲放大"。这个"黑科技"，就是我们现在常常听到的"飞秒激光"的技术原理。一飞秒就是 1/1 000 万亿秒，时间虽短，却具有非常高的瞬时功率。

飞秒激光在近十余年来应用于近视眼手术，在 2018 年诺贝尔评审文件中明确提到：全飞秒手术的具体应用情况和价值，是诺奖评审的重要依据之一。我国自 2010 年引进 SMILE 全飞秒技术至 2019 年 4 月，已经用该技术矫治了近视眼整整 100 万例，而全球利用全飞秒技术矫治的近视眼也仅 200 余万例。国际眼科界公认，目前就激光近视眼手术而言，中国的手术量、论文发表量、手术质量均保持全球第一。另外，手术方式和应用上的自主创新技术和发明也令人刮目相看。在我国存在 6 亿近视患者的大背景下，近视眼激光手术不仅是一个治疗方案，更是一个庞大的产业帝国，在近视领域，中国是当之无愧地走在世界前沿，也在部分环节领跑世界。

当科技开始狂飙时，我们离更安全、更精准的完美手术会越来越近。

资料来源

[1] 中华医学会眼科学分会眼视光学组 . 我国飞秒激光小切口角膜基质透镜取出手术规范专家共识（2018 年）[J]. 中华眼科杂志 . 2016. 1（52）15-22.

[2] 中华医学会眼科学分会角膜病学组 . 激光角膜屈光手术临床诊疗专家共识（2015 年）[J]. 中华眼科杂志 . 2015，51（4）：249-250.

[3] 李莹 . 激光角膜屈光手术并发症的防范和规范化治疗 [J]. 国际眼科时讯 . 2019-09-17.

[1] R. S. Chuck et al. . Refractive Errors & Refractive Surgery Preferred Practice Pattern®[J]. Ophthalmology 125，pp.1-104（2018）.

[2] Age-Related Eye Disease Study Research Group. The Relationship of Dietary Carotenoid[J]and Vitamin A，E，and C Intake With Age-Related Macular Degenerationina Case-Control Study[J]. AREDS Report No. 22. EpidemiologySectionEditor. 2008. 10. www. archophthalmol. com

[3] R. S. Chuck et al. . Refractive Errors & Refractive Surgery Preferred Practice Pattern®[J]. Ophthalmology 125，pp.1-104（2018）.

[4] 赵堪兴，杨培增，等 . 眼科学（第八版）[M]. 北京：人民卫生出版社，2013.

[5] 中华医学会眼科学分会眼视光学组 . 中国儿童睫状肌麻痹验光及安全用药专家共识（2019 年）[J]. 中华眼科杂志，2019，55（1）：7-12.

[6] 中华医学会眼科学分会眼视光学组 . 儿童屈光矫正专家共识（2017）[J]. 中华眼视光学与视觉科学杂志，2017，19（12）：705-710.

[7] 中华人民共和国国家卫生健康委员会 . 近视防治指南 [S]. 2018. 6. 1.

[8] 高中生近视率超八成 . 中国近视防控形势不容乐观 [EB/OL]. 人民日报海外版 . 2019. 8. 30.

[9] 中华人民共和国国家卫生健康委员会 . 弱视诊疗指南 [S]. 2018. 6. 1.

[10] 教育部、国家卫生健康委等 . 综合防控儿童青少年近视实施方案 [S]. 2018. 8. 30.

[11] 中华医学会眼科学分会眼视光学组 . 视疲劳诊疗专家共识（2014）[J]. 中华眼视光学与视觉科学杂志，2014，1916（7）：385-387.

[12] 中国医师协会眼科医师分会眼表与干眼学组 . 中国干眼专家共识：定义和分类 [J]. 中华眼科杂志，2020，56：418-422.

[13] 中华医学会眼科学分会眼视光学组．我国飞秒激光小切口角膜基质透镜取出手术规范专家共识（2018）[J]．中华眼科杂志，2016. 1（52）15-22.

[14] 中华医学会眼科学分会角膜病学组．激光角膜屈光手术临床诊疗专家共识（2015）[J]．中华眼科杂志，2015，51（4）：249-250.

[15] 李莹．激光角膜屈光手术并发症的防范和规范化治疗[J]．国际眼科时讯．2019-09-17.

[16] 中华医学会眼科学分会眼视光学组．我国角膜地形图引导个性化激光角膜屈光手术专家共识（2018年）[J]．中华眼科杂志，2018，54（1）：23-26.

[17] 中华医学会眼科学分会眼视光学组．ICL临床专家共识（2018）[S].

附录

扫 描 此 码

趣 味 阅 读